Giovanna Brocchieri

LE SVOLTE DELLA VITA
Come curarsi senza perdersi per strada

Youcanprint *Self-Publishing*

Titolo | LE SVOLTE DELLA VITA - Come curarsi senza perdersi per strada

Autore | Giovanna Brocchieri

Immagine di copertina realizzata da Alice Ciliberto e Tautyde Totty Puksty - IAL Lombardia sede di Cremona

ISBN | 978-88-92653-86-5

Youcanprint Self-Publishing

Via Roma, 73 - 73039 Tricase (LE) - Italy

www.youcanprint.it

info@youcanprint.it

Facebook: facebook.com/youcanprint.it

Twitter: twitter.com/youcanprintit

A tutte le persone che
si sono prese cura di me

Giovanna Brocchieri

"La salute è il primo dovere della vita"

(Oscar Wilde)

SOMMARIO

PERCHE' QUESTA GUIDA?

Si, anche TU hai più volte pensato:

"Quest' anno mi faccio una polizza malattia privata così non ci saranno più problemi per fissare visite mediche e liste di attesa"

Ti sei mai domandato se quello di cui sei convinto sia il frutto di una precisa e specifica analisi, o invece sia il risultato di una operazione marketing di comunicazione, di manipolazione del nostro intelletto?
E se stai già pagando una assistenza sanitaria integrativa e non sei informato?

Caro lettore,
    Sono **Giovanna Brocchieri** e tra le mani hai la mia guida per farti conoscere in modo chiaro, sicuro e semplice l'assistenza sanitaria supplementare con tutti i **vantaggi** ad essa collegati.

Godere di una **assistenza sanitaria integrativa** vuol dire sostanzialmente, poter scegliere a quale struttura rivolgersi per ricevere visite e cure mediche, **riducendo o completamente annullando i tempi di attesa** delle strutture pubbliche, **usufruendo di una rimborso totale o parziale delle spese sostenute.**

PREFAZIONE

Contributo della Dr. Serena Cominetti - Laureata in Comunicazione – Giornalista e Imprenditrice sorridente.

Abbiamo mai fatto un calcolo di quanti soldi spendiamo in assistenza sanitaria? Abbiamo mai veramente pensato a quanti benefici possiamo avere?

Ma soprattutto…

Abbiamo mai pensato a quante risorse avremmo potuto risparmiare?

Giovanna Brocchieri lo spiega chiaramente nelle prossime pagine: illustra non solo le possibilità che spesso ci neghiamo perché siamo poco informati, ma anche i risparmi in termini di tempo e di denaro cui stiamo rinunciando quotidianamente.

Cos'è un piano di assistenza sanitaria integrativa? È collegato al mio contratto di lavoro? Posso accedervi se sono una libera professionista? Sono tutte domande che troveranno risposta nella guida "Se informati si vince".

Lo stupore che emerge leggendo la guida di Giovanna Brocchieri è costante. Pagina dopo pagina si scoprono nuove possibilità di accesso alle prestazioni sanitarie alla portata di tutti e c'è un'unica domanda che gira in testa per tutta la pubblicazione: "Davvero ho sempre potuto fare questo?". E di conseguenza: "Perché non lo sapevo?". Siamo tutti poco informati o ci scontriamo quotidianamente con un sistema che rallenta (o disincentiva) la nostra capacità di informarci?

Le domande sono sicuramente molte ma occorre pensare su quali elementi si concentrano: la nostra salute, un bene così prezioso e sul quale non possiamo permetterci di lesinare; il nostro tempo, perché rendere difficili le prenotazioni o darci tempi di attesa lunghissimi non è tollerabile; il nostro denaro, se abbiamo diritto ad un rimborso dobbiamo saperlo perché non c'è nulla di deplorevole a chiederlo.

Purtroppo spesso il nostro atteggiamento è quello di lasciare che le abitudini prendano il sopravvento: "Ho sempre fatto così, alla fine fa niente se spendo un po' di più. Non ho tempo – ma spesso significa voglia – di capire come risparmiare o avere più servizi". "Se informati si vince" è invece una guida pratica per risolvere velocemente e in modo semplice il problema: basta una prima lettura per capire la propria situazione e come muoversi di conseguenza. Poi la guida resterà un vademecum da seguire quando non si ricorda la procedura o, si spera, consigliare a parenti ed amici come muoversi nella giunga dell'assistenza sanitaria.

DICONO DI ME

"Difficile rimanere indifferenti a questo argomento, perché da più di 15 anni mi occupo di marketing settore Sanità Privata, Welfare e Fondi Sanitari Integrativi, iniziando come Referente Nazionale per le Convenzioni da una realtà sanitaria Leader che opera a livello nazionale e riconosciuta all'estero come una tra le prime dieci aziende europee attive nella medicina di laboratorio e passando poi a una struttura medica d'eccellenza in cui attualmente svolgo l'attività di Direttore Commerciale – Marketing – Convenzioni.

Scrivere una guida in quest'ambito, Fondi Integrativi e Sanitaria Integrativa, nasce dall'esigenza di offrire un tema attuale ma ancora troppo sconosciuto.

Giovanna è sicuramente una delle persone più interessanti che abbia incontrato nell'ambiente sanitario ed ha un talento particolare per unire le energie e farti vedere le cose da una prospettiva a cui non avresti pensato.

Oltre a frequentarla professionalmente, mi piace confermare che sia mia amica e passare il tempo con lei è sempre coinvolgente."

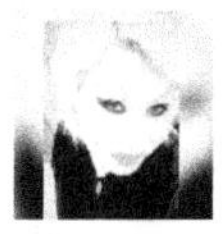

Stefania Volpi
Professional Coach Health - Business - Life - Team
Coaching

**Dr. Elena Mattinò-Studio Legale Avv. Michele Modesti
"A tutte le persone che si sono prese cura di me"**
La frase che Giovanna ha dedicato a chi le è stato vicino in un momento delicato della sua vita, rispecchia molto la sua personalità.
Giovanna è sempre presente, nei momenti di gioia e in quelli tristi... E' lei che in realtà si prende cura di noi. Solo una persona che possiede un grande cuore ed una spiccata sensibilità può affrontare un argomento così importante, ossia la salute di ognuno di noi!

Sabrina Fronti -Coach Igiene – Impresa di Pulizie La Rapida
La miglior soluzione per un progetto: una guida che mi segua per tutta la vita.
Da oggi ho la certezza per eventuali necessità mediche!
Così ho scoperto la sanitaria integrativa e i suoi protagonisti, capaci di generare un terzo pilastro che, al fianco del pubblico e privato puro, sono in grado di promuovere un accesso solidale: ma bisogna essere informati.
Come Imprenditrice nel settore servizi per l'igiene, compagna di un tecnico settore Metalmeccanico e mamma di Giulia e Gabriele posso dichiarare che questa guida è l'ancora che può salvare la nostra salute.

Ilaria Madoglio – Insegnante
Come per la previdenza in tema di pensioni, non sapevo che anche per la salute esistesse l'assistenza sanitaria integrativa, attraverso cui si possono integrare e/o sostituire le prestazioni e i servizi medico-sanitari del Sistema Sanitario Nazionale.
Non poteva che essere Giovanna ad informarmi. Lei che si spende molto per gli altri e che ha sempre una soluzione ad ogni problema che le ho posto e che spesso esulava dalle sue competenze.
Che dire ...di grande spessore e di grande cuore.

Antonio Allegra
Founder & CEO at ShoppingFlow

"Una guida pratica, semplice, completa e utilissima che consiglio a tutte le famiglie e aziende.

Grazie alla guida di Giovanna, io e il mio Team siamo stati influenzati da un mondo come quello della "sanità" che purtroppo si conosce poco o non bene.

Le informazioni che Giovanna offre, sono assolutamente da sapere per avere una migliore consapevolezza su come scegliere i servizi per il proprio benessere e salute.

Ringrazio altre mille volte Giovanna perché grazie alle sue preziose consulenze, mi ha permesso di creare e realizzare l'iniziativa innovativa e sociale "Shopping Flow PERSONAL WELFARE".

www.ShoppingFlow.it
www.FondazioneShoppingFlow.org

LE MIE NOTE

Per sopravvivere è utile conoscere le tecniche di sopravvivenza … ma la cosa più importante è conservare i nervi saldi e non perdersi mai d'animo.
Non farò miracoli, ma quello che potrà fare la mia guida sarà guidarti e stimolarti all'informazione come si deve… quindi occhi aperti!

Pagare per curarsi
Molte prestazioni sanitarie, oggi **sono pagate dai cittadini**, sia nel pubblico (con ticket salati) sia nel privato.
Il rassicurante Servizio Sanitario Nazionale, il cosiddetto sistema pubblico della salute, che finora ci ha distinto dalle costose (per i cittadini) logiche di cura diffuse in altri Paesi, sta radicalmente cambiando.
La scelta dei cittadini è spesso di tipo economico e l'attuale sistema pubblico non è sempre conveniente rispetto a quello privato.
Le assicurazioni sanitarie che coprono le spese relative alla tua salute, rappresentano una terza via rispetto il Sistema Sanitario Nazionale.

Ma è davvero così?
Il punto di attenzione è come il mercato e i **prodotti dell'assicurazione salute si stiano rapidamente innovando** e come tali innovazioni possano configurare nuove forme di integrazione tra sistemi pubblici e privati.
C'era una volta…
Da oltre 15 anni, ogni cittadino italiano può scegliere se sottoscrivere una polizza sanitaria tramite una compagnia assicurativa privata e/o una seconda tipologia di

assicurazione con la quel è possibile ottenere il rimborso delle spese mediche e sanitarie sostenute ogni anno.

E' lo stesso processo di agevolazione nella **stipula di assicurazioni sanitarie private** a creare il successo delle svariate polizze nell'ambito della sanità, **partendo dai fondi sanitari alle casse sanitarie.**

Sarà la sanità la prossima miniera d'oro per le assicurazioni?

Le assicurazioni potrebbero sbarcare in forze nella sanità italiana già in un prossimo futuro, almeno stando a quanto dichiarato dal ministro Beatrice Lorenzin, che ha prefigurato un secondo pilastro rappresentato da fondi sanitari integrativi aperti compartecipati dagli enti locali.

Insomma, **si prefigura uno sbarco in forze delle compagnie assicurative nel settore sanitario** soprattutto in forza di un dato che vede la **spesa sanitaria privata attestarsi a circa 30 miliardi di euro**, dei quali, però, solo quattro sono appannaggio di assicurazioni, mutue e fondi sanitari integrativi.

In pratica c'è un largo spazio di crescita che le compagnie non vogliono perdere.

Le statistiche rilevano che è il 72% la percentuale degli intervistati che ha dichiarato di non sapere nulla circa l'eventuale presenza di misure integrative nel proprio contratto. Un segno della necessità di informazione per un numero sempre maggiore di italiani, spingendoli alla ricerca di misure integrative in grado di migliorare la propria situazione finanziaria e la propria salute.

"Ho capito che non era sufficiente denunciare l'ingiustizia. Bisogna donare la vita per combatterla" (A. Camus)

1 - HAI SOSTENUTO UNA
SPESA MEDICA **NEGLI ULTIMI 12 MESI**

Famiglie che hanno sostenuto almeno una spesa per prestazioni sanitarie negli ultimi 12 mesi sono l'**87%**. Cresce anche nel nostro Paese la spesa "fuori dal pubblico", ma solo due italiani su dieci sanno di aver stipulato una polizza sanitaria integrativa secondo i dati di SDA Bocconi.

Le liste di attesa sempre più lunghe.

Nel rapporto Censis-Rbm Assicurazione salute si stima che 12,2 milioni di italiani nell'ultimo anno abbiano rinunciato o rinviato prestazioni sanitarie, 1,2 milioni in più rispetto al 2015. Non sorprende che si tratti nella gran parte dei casi, il 74,5%, di persone a basso reddito, contro un 15,6% dei benestanti. Un'area di «sanità negata» in continua espansione.

Quando gli italiani in difficoltà non rinunciano alle cure, devono ricorrere sempre più a spese sanitarie di tasca propria. La spesa sanitaria privata è di 35,2 miliardi di euro, in crescita del 4,2% nel periodo 2013-2016. Ci sono 7,8 milioni di italiani che hanno dovuto utilizzare tutti i propri risparmi o indebitarsi con parenti, amici o con le banche, 1,8 milioni sono entrati nell'area della povertà per affrontare i costi delle cure o della diagnostica.

La spesa sanitaria privata, oggi pesa per **580 euro pro capite**. «Da qui a dieci anni per evitare il crack finanziario del Servizio sanitario nazionale o ulteriori tagli alle prestazioni, finirà per superare i 1.000 euro a testa».

Intramoenia (sempre più fuori controllo), la libera professione intramuraria chiamata anche "intramoenia" si riferisce alle prestazioni erogate al di fuori del normale orario di lavoro dai medici di un ospedale, i quali utilizzano le strutture ambulatoriali e diagnostiche dell'ospedale stesso a fronte del pagamento da parte del paziente di una tariffa.

Strutture Private accreditate che varano tariffe sociali e zavorrano il sistema sanitario regionale.

E questo il quotidiano caos dei cittadini.

Quelle che seguono sono solo alcune delle decine di segnalazioni che fotografano disincanto e delusione:

*Racconta una mamma, **la signora Martina**: "Mia figlia ha un problema di salute, non grave ma serio. Non irrisolvibile ma urgente. Per un appuntamento con uno specialista utilizzando il **Cup e dunque seguendo il percorso istituzionale più corretto**, la risposta che **ottiene è una visita a otto mesi di distanza pagando un ticket di 36 euro**. Lo stesso specialista però è disponibile dopo **solo otto giorni pagando circa cinque volte di più e cioè 182 euro**. "La mamma in questione ha fatto la seconda scelta concludendo: "Praticamente si cura solo chi è ricco".*

***Gianni** invece con il Servizio Sanitario Nazionale cerca un dermatologo per il figlio (gennaio), ottiene **un appuntamento ad ottobre**, lo stesso esame però **è disponibile in intramoenia a due giorni pagando la tariffa ufficiale di 135 euro**. Commento conclusivo:" Complimenti allo Stato Italiano".*

***Antonio** invece racconta che ha cercato un appuntamento con un dermatologo della struttura pubblica per ben 11 mesi consecutivi "e per 11 mesi mi è stato detto che le liste erano chiuse (cioè mai aperte)". Alla fine ha deciso di salutare per sempre i suoi 100 euro, e la visita, senza ricevuta, si è materializzata in 48 ore, Ma non è finita "ho* *controlli seri semestrali e dai primi di gennaio mi rispondono che le liste sono chiuse". Conclusione amara: "E' vergognoso".*

Vittoria *1.Ospedale ufficio prenotazioni:" signora vada all'accettazione prima di venire a fare il prelievo."2.Ospedale Cup:"no signora l'accettazione che deve fare lei non è qui ma al piano -1 per il laboratorio". 3.Ospedale accettazione laboratorio:" signora ora che ha pagato deve andare al laboratorio con queste carte".4. Laboratorio:" le do i due elementi per fare l'esame che le farà una ginecologa al secondo piano. "Io mi sono fatta tutti i piani tra un'accettazione e l'altra, quando bastava scrivere un cartello all'ingresso con indicazione del laboratorio e darmi gli elementi dell'esame da fare all'accettazione. Faccio prima a partorire che a fare gli esami.*

"Informiamo i i cittadini che si recano nelle Asl che c'è la possibilità di ricorrere all'assicurazione sanitaria (magari la stanno già pagando)"

Così è il volto della Sanità oggi, ma proviamo ad informarci e perché non leggere questa facile guida?"

TABELLA (dati CENSIS)

CLASSI DI SPESA

<250 euro	33%
250-600 euro	30%
>600 euro	37%

MODALITA'DI SPESA

Non ha pagato nulla	37%
Ha sostenuto delle spese	63%
CLASSI DI SPESA	
< 100 euro	30%
>300 euro	33%

MODALITA' DI SPESA

NON HO PAGATO	37%
HO PAGATO IL TICKET	20%
HO PAGATO INTERAMENTE	43%

Dal 2008 la spesa per la salute pagata direttamente dagli italiani è sempre cresciuta.

PIU' CURE, ma solo per chi può pagare.

CARO TICKET

L'andamento della spesa sanitaria privata - segnala ancora l'indagine - è tanto più significativo se si considera che nel **Servizio sanitario nazionale il ticket è aumentato fino a superare il costo della stessa prestazione in una struttura privata**. Il 45,4% dei cittadini ha pagato tariffe nel privato uguali o di poco superiori al ticket che avrebbe pagato nel pubblico.

LE LISTE DI ATTESA

Il 72,6% delle persone che hanno dovuto scegliere la sanità privata lo ha fatto a causa delle liste d'attesa che nel servizio sanitario pubblico si allungano. **Pagare per acquistare prestazioni sanitarie è ormai un gesto quotidiano**: più sanità per chi può pagarsela.

PEGGIORA LA QUALITA' DEL SERVIZIO SANITARIO

Nel settore pubblico liste di attesa sempre più lunghe. È questa la ragione principale per cui tanti italiani sono costretti a ricorrere al privato e pagano a tariffa intera, secondo il rapporto il Rapporto Censis.

Per **una mammografia** si attendono in media 122 giorni (60 in più del 2014) e nel Mezzogiorno l'attesa arriva a 142 giorni.

Per **una colonscopia** l'attesa media è di 93 giorni (+6 giorni sul 2014), ma al Centro di giorni ce ne vogliono 109.

Per **una risonanza magnetica** si attendono in media 80 giorni (+6 giorni sul 2014), ma al Sud sono necessari 111 giorni.

Per una **visita cardiologica** l'attesa media è di 67 giorni (+8 giorni sul 2014), ma l'attesa sale a 79 giorni al Centro.

Per una **visita ginecologica** si attendono in media 47 giorni (+8 giorni sul 2014), ma ne servono 72 al Centro.

Per una **visita ortopedica** 66 giorni (+18 giorni sul 2014), con un picco di 77 giorni al Sud.

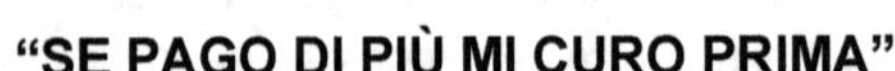

"SE PAGO DI PIÙ MI CURO PRIMA"

*"Non giudicare sbagliato ciò che non conosci,
prendi l'occasione per comprendere"*
(Pablo Picasso)

2- L'ASSISTENZA SANITARIA

Il cittadino, continua a ritenere la salute come un diritto pubblico e considera un lusso eventuali soluzioni private: "perché mai devo ricorrere alle assicurazioni se sto pagando le tasse per la sanità pubblica?"

Il **sistema Sanitario Nazionale** assicura un **accesso ai servizi** tenendo conto di

- Bisogni di salute;
- Qualità e appropriatezza delle cure;
- L'economicità nell'impiego delle risorse.

In Italia il governo del sistema sanitario è esercitato da

- **Stato:** alla legislazione statale spetta la determinazione dei **Livelli Essenziali di Assistenza (LEA)**, cioè le prestazioni e i servizi che devono essere garantiti su tutto il territorio nazionale;
- **Regioni:** alla legislazione regionale spetta il compito di organizzare ed erogare le suddette prestazioni e l'assistenza indispensabile alla tutela della salute.

IN COSA CONSISTE IL **DIRITTO ALL'ASSISTENZA SANITARIA**

Avere **diritto all'assistenza sanitaria** significa usufruire dei servizi di prevenzione e cura della salute come l'**assistenza di base**, le **cure specialistiche** o i **ricoveri ospedalieri**.

I servizi a disposizione del cittadino sono:

- Assistenza di base: medico di famiglia o pediatra. Il cittadino ha diritto di scegliere liberamente un medico di sua fiducia;
- Continuità delle cure: il cittadino ha diritto di accedere alle cure continuamente, questo significa che quando non c'è il medico di base, l'assistenza deve essere garantita da un medico sostitutivo o dal servizio di continuità assistenziale (ex Guardia Medica);
- Accesso alle prestazioni a carattere diagnostico: al cittadino deve essere garantita la possibilità di usufruire di visite specialistiche, analisi di laboratorio, esami diagnostici;
- Pubblico e privato accreditato o convenzionato: la scelta tra una struttura pubblica e una privata convenzionata per accedere ai servizi, deve essere libera
- Ricovero ospedaliero: il cittadino ha diritto di scegliere liberamente la struttura ospedaliera dove essere ricoverato, qualora fosse una struttura fuori regione dovrà chiedere il permesso all'azienda sanitaria territoriale;
- Diritto all'informazione: il cittadino deve essere sempre informato in modo adeguato prima di essere sottoposto a esami e interventi;
- Accesso ai farmaci: i cittadini hanno il diritto a ricevere i farmaci prescritti dai loro medici sul ricettario regionale, compartecipando alla spesa attraverso il pagamento di un contributo (ticket); L'esenzione dal ticket è regolata da normativa regionale e può non essere la stessa da regione a regione.

COME CI SI ISCRIVE AL SERVIZIO SANITARIO NAZIONALE

L'**iscrizione è obbligatoria** per i cittadini italiani e stranieri residenti in Italia e in regola con il permesso di soggiorno. I bambini nati in Italia devono essere iscritti al Servizio Sanitario e acquisiscono il diritto all'assistenza. Per iscriversi occorre recarsi negli uffici dell'Azienda Sanitaria della zona di residenza.

I documenti necessari sono:

- Un documento di riconoscimento valido;
- Il codice fiscale;
- Il certificato di residenza o autocertificazione;
- Per i neonati: certificato dello stato di famiglia, o autocertificazione, da cui risulti già il nuovo nato e codice fiscale di quest'ultimo.

L'iscrizione al Servizio sanitario garantisce l'**assistenza da parte del medico di medicina generale** (medico di famiglia) o del pediatra di libera scelta, che rappresentano il primo riferimento per la salute dei cittadini. L'assistenza sanitaria è **garantita a tutti i cittadini** (italiani e stranieri aventi diritto) attraverso una rete di servizi (assistenza medica e pediatrica, farmaceutica, specialistica ambulatoriale, ospedaliera, domiciliare e dei consultori pubblici).

Al momento dell'iscrizione al Servizio Sanitario viene rilasciata quella che un tempo era la tessera sanitaria e oggi è la **Carta Regionale dei Servizi** (CRS), una Smart card elettronica. La CRS di fatto è valida come:

- Tessera Sanitaria;
- Tessera Europea di Assicurazione Malattia (TEAM);
- Codice Fiscale.

Queste funzioni sono disponibili da subito, senza necessità di richiedere l'attivazione della CRS e il rilascio del PIN. La CRS va conservata con cura ed esibita per tutte le operazioni richieste al Servizio Sanitario Regionale o nel caso ci si debba recare all'estero. Il **PIN** è un codice strettamente personale poiché consente di riconoscere il suo proprietario nell'accesso ai servizi innovativi della Pubblica Amministrazione, garantendone la privacy. Per richiedere il PIN bisogna recarsi agli sportelli abilitati presso le Aziende Sanitarie del territorio.

"Come raggiungere un traguardo? Senza fretta ma senza sosta" (J.W.Geothe)

3- ASSISTENZA SANITARIA INTEGRATIVA A COSA SERVE

Se in Italia abbiamo la fortuna di disporre di un **Servizio Sanitario Nazionale** che eroga prestazioni mediche gratuite a tutti, è un dato di fatto che le **liste di attese** per ricoveri, analisi, indagini cliniche e visite mediche sono lunghissime, e non sempre la patologia ci consente di attendere i tempi della burocrazia e degli ambulatori affollati.

Per questa ragione, **siamo costretti a rivolgerci a strutture private convenzionate** con il sistema sanitario nazionale, dove poter effettuare i controlli di cui abbiamo bisogno, senza dover attendere troppo.

L'**assistenza sanitaria integrativa** interviene proprio in questi casi, offrendo una copertura totale o parziale delle spese sostenute e da sostenere per fruire di queste prestazioni mediche.

In parole semplici, ti rechi nella struttura più vicina a casa, paghi la prestazione e il tuo **fondo di assistenza sanitaria integrativa** provvederà a rimborsarti la spesa sostenuta, oppure a saldarla direttamente alla struttura.

Questo dipende dalla copertura prevista dagli accordi siglati.

I FONDI SANITARI

I **Fondi di assistenza sanitaria integrativa** sono enti, associazioni, società di mutuo soccorso, compagnie assicurative, regolarmente iscritti all'Anagrafe dei Fondi Sanitari, istituito dal Ministero della Salute con il Decreto Ministeriale 31 marzo 2008.

Per iscriversi all'albo, come puoi immaginare, queste realtà devono sottoporsi ad una procedura di accreditamento, durante la quale gli enti preposti verificano la presenza dei requisiti previsti dalla legge, in modo da garantire la regolarità dell'attività svolta e salvaguardare i consumatori italiani.

La richiesta va rinnovata ogni anno.

COME SI ADERISCE

Come accennato in precedenza, in Italia usufruiamo tutti del **Servizio Sanitario Nazionale**, ma è possibile **integrarlo aderendo ad un fondo privato**.

Ogni cittadino può aderire liberamente ad un Fondo, valutando le varie proposte presenti in questo momento, ma il più delle volte l'iscrizione è già prevista dal **contratto di lavoro** siglato con la proprio azienda, datore di lavoro o Albo professionale.

In effetti – e questo è uno dei problemi più gravi a riguardo – **moltissimi italiani non sono nemmeno a conoscenza di avere un piano di assistenza sanitaria integrativa** collegato al proprio contratto di lavoro, perdendo tutti i benefici che ne deriverebbero.

Per verificare questa evenienza, è possibile fare una serie di cose:

- Controllare la propria busta paga, alla voce "Trattenute per Fondo Sanitario";
- Controllare il proprio Contratto Collettivo Nazionale dei Lavoratori (CCNL), magari rivolgendosi all'ufficio del personale dell'azienda, a un sindacato, all'Ufficio del Lavoro oppure un Patronato;
- Rivolgersi alla segreteria dell'ufficio provinciale o regionale del proprio albo professionale.

Verificare se si è iscritti ad un Fondo di assistenza sanitaria integrativa è importantissimo, perché magari hai sostenuto spese mediche che avresti potuto integrare o coprire interamente grazie alle convenzioni.
Sprecare un beneficio non è mai la scelta giusta da compiere.

CHI NE PUO' USUFRUIRE

Esistono moltissimi enti, compagnie assicurative e società che erogano questo tipo di servizio, e, come accennato prima, spesso i contratti di lavoro o gli accordi siglati dagli Albi Professionali prevedono già un **fondo di assistenza sanitaria integrativa**.

Possono aderire al fondo le seguenti categorie:

- Lavoratori dipendenti;
- Quadri;
- Dirigenti;
- Liberi professionisti.

A questi fruitori potenziali dei servizi connessi alla stipula di una **assistenza sanitaria integrativa**, in alcuni casi possono aggiungersi i familiari a carico, i pensionati, e i titolari di alcune carte di credito comprensive di polizza assicurativa.

I BENEFICI

Godere di una **assistenza sanitaria integrativa** vuol dire, sostanzialmente, poter scegliere a quale struttura rivolgersi per ricevere visite e cure mediche, riducendo o completamente annullando i tempi di attesa delle strutture pubbliche, usufruendo di una copertura totale o parziale delle spese sostenute.

In alcuni casi, non recarsi in ospedali e ambulatori pubblici è una scelta personale, dettata da vari fattori.

Ad esempio, il proprio medico di fiducia presta servizio in una clinica privata e si preferisce essere seguiti sempre da lui.

In altri casi, purtroppo, è una necessità, perché non sempre le nostre condizioni di salute ci consentono di attendere le **liste di attesa infinite delle strutture pubbliche** e, magari a malincuore, siamo costretti a rivolgerci altrove.

Poterlo fare con la serenità di non dover affrontare una spesa eccessiva per ricevere l'inalienabile diritto di accesso a cure mediche, è senza dubbio un benefici.

"Solo la consapevolezza potrà salvarci"
(F.Gesualdi)

4- COME VERIFICARE LA PRESENZA

Il versamento di contributi destinati a un **fondo sanitario in busta paga** è previsto da alcune tipologie di contratto collettivo nazionale

Il **datore di lavoro** versa una quota su base mensile al Fondo di riferimento per ogni dipendente impiegato in azienda.

Purtroppo, molto spesso la mancanza di comunicazione tra le due parti produce una situazione molto sconveniente, ovvero **i dipendenti si ritrovano ad aderire ad un fondo di assistenza sanitaria integrativa senza saperlo**, quindi non ne usufruiscono.

Come si fa a sapere se ci sono contributi versati ad un **fondo sanitario in busta paga**?
Cerchiamo di fare chiarezza su questo punto.

COME CONTROLLARE IN BUSTA PAGA

Ogni lavoratore dipendente, regolarmente inquadrato, riceve mensilmente una **busta paga**, ovvero un documento che il datore di lavoro fornisce ai propri dipendenti – è obbligato a farlo, ai sensi della legge 5 gennaio 1953, n. 4 – e al cui interno è riportato il dettaglio del reddito percepito.

La **busta paga**, però, non riporta solo il reddito, banalmente lo stipendio guadagnato dal lavoratore, ma anche una serie di altre **informazioni molto importanti** ma che, bisogna ammetterlo, raramente leggiamo e ancor più raramente comprendiamo.

Le informazioni contenute nella busta paga sono le seguenti:

- Dati anagrafici del datore di lavoro;

- Dati identificativi del dipendente (nome, cognome, qualifica);
- Periodo di riferimento;
- Elementi fissi della retribuzione;
- La parte variabile;
- Trattenute fiscali;
- Trattenute previdenziali.

Per verificare se in **busta paga** sono presenti **voci destinate alla previdenza complementare**, è necessario controllare la parte bassa del documento, dove sono indicate le **trattenute previdenziali**.

Se, oltre ai tradizionali contributi pensionistici INPS sono presenti altre trattenute, viene indicato qui, con la voce *"Trattenute per Fondo Sanitario"*.

Ad esempio, se riportata la sigla **QUAS**, vuol dire che il lavoratore è iscritto alla **Cassa Assistenza Sanitaria Quadri.**

GLI OBBLIGHI DELLA LEGGE

Abbiamo detto in precedenza che spesso la mancanza di comunicazione tra l'azienda e i lavoratori, ma anche tra l'azienda, i sindacati e gli ordini professionali di riferimento, genera situazioni di ignoranza e confusione.

Per legge, **alcune tipologie di CCNL prevedono l'adesione a un fondo di assistenza sanitaria integrativa**, e le aziende devono attenersi agli obblighi previsti.

I **contributi versati al fondo sanitario in busta paga** dalle imprese sono **detraibili dalle imposte**, e usufruiscono anche di una ulteriore agevolazione.

Per i contributi a carico del datore di lavoro versati alle Casse di Assistenza, infatti, è prevista una ridotta aliquota contributiva sociale, prevista dall'**art. 6, del D.lgs. 2 settembre 1997 n. 314**.

Come indicato chiaramente alla lettera F del succitato articolo, questi contributi, in luogo della contribuzione sociale ordinaria – quella dell'INPS – sono soggetti a un **contributo di solidarietà del 10%** che deve essere devoluto alle gestioni pensionistiche di legge cui sono iscritti i lavoratori.

Usufruire di un piano di **assistenza sanitaria privata** è un vantaggio da non sprecare, ecco perché è fondamentale **controllare le voci presenti sulla busta paga**, per verificare se sono presenti **trattenute previdenziali destinate a fondi sanitari**.

Per una maggiore sicurezza, si consiglia di chiedere al proprio datore di lavoro, oppure a un centro di assistenza fiscale, a un commercialista o al proprio sindacato di riferimento.

Troverai nella nostra guida una tabella per facilitarti.

5- VERIFICA LA TUA PROFESSIONE

SEI UN PROFESSIONISTA

Non devi far altro che chiedere informazioni al tuo Ordine Professionale o consultarne il sito web dedicato.

SEI UN PENSIONATO

Verifica la tua trascorsa situazione lavorativa e raccogli informazioni presso la tua ex azienda o, in alternativa, presso le rappresentanze di categoria. In alcuni casi, infatti, la copertura di cui hai beneficiato durante l'attività professionale viene estesa anche alla pensione.

SEI UNA COMMESSA, UN OPERAIO, UN'IMPIEGATA O UN GEOMETRA?

Cerca la tua professione e verifica di quale fondo sanitario integrativo puoi usufruire per le tue visite specialistiche, esami diagnostici e ricoveri.

Categoria professionale/Azienda/CCNL	Fondo assicurazione
Agenti e Rappresentanti di Commercio	ENASARCO
Associazione Allevatori	FIDA
Autorità Portuali	ASSICASSA Dip. Autorità Portuali
Avvocati	Cassa Forense
Aziende Agricole e Florovivaistiche	FISLAF
Aziende Artigiane	SAN.ARTI

Banca Credito Cooperativo	CMNBCC
Banca Intesa	Fondo Sanitario Integrativo
	Gruppo Intesa
BNL	BNL
Brokers italiani	CASBI
Centro Elaborazione Dati	Fondo EASI
Chimico/ Chimico Farmaceutico	FASCHIM
Commercio, Servizi, Turismo, Terziario	Fondo Est
Comunicazioni	ASSTEL
Consorzi di Bonifica e Miglioramento Fondiario	Fondo FIS
Dirigenti Settore Industria	FASI
Dirigenti Settore Commercio, Servizi, Turismo, Terziario	FASDAC
Dirigenti Alenia - Gruppo Finmeccanica	ASSIDAL
Dirigenti Alenia	ASIDAL
Dirigenti Aziende Unione Industriali Torino	FAIT
Dirigenti in Servizio o in Pensione FCA	FONDO FISDAF
	Gestore Previmedical
Dirigenti - Settori vari	ASSIDAI, ASSIDIR
Dottori Commercialisti	CNPADC
Enel	FISDE ENEL
Energia	FASIE
Eni	FISDE ENI
Exxonmobil/ESSO	Fasidei
Ferrovie dello Stato	Fondo Sanitario Ferrovie dello Stato

Fondo Sanitario Personale delle Imprese Artigiane della Prov. Bolzano	SANI.FONDS
Geometri	Cassa Geometri
Giornalisti	CASAGIT
Grafica, Editoria	Carta SALUTE SEMPRE
Grande Distribuzione Cooperativa	COOPERSALUTE
Gruppo Banca Popolare Italiano	CASPOP
Gruppo UNIPOL	Cassa di ASS. Dipendenti Gruppo UNIPOL
Imprese di Pulizia, Servizi Integrati/Multiservizi	Fondo ASIM
Industria Alimentare	FASA
Industrie Varie	FASIOPEN
Ingegneri - Architetti	INARCASSA
INPS - INAIL - INDAP - ACI Dipendenti	ASDEP
Istituto di Fisica Nucleare	INFN
Lavoratori Imprese Artigiane Venete	SANI.IN.VENETO
Legno e Materiali da Costruzioni	FONDO ALTEA
Medici	Galeno - Presidium Famiglie
Medici - Odontoiatri	ENPAM
Metalmeccanico	META SALUTE
Notai	Cassa Nazionale del Notariato
Onorevoli Camera dei Deputati	ASI
Operai e dipendenti - FIAT	FASIF

Piccole e Medie Imprese Metalmeccaniche	PMI Salute
Professionisti e Lavoratori Autonomi	CAMPA, EMAPI
Psicologi	ENPAP
Quadri Settore Commercio, Servizi, Turismo, Terziario	QUAS
Quadri Settore Trasporto Aereo	AFAC
Ragionieri e Periti Commerciali	CNPR
Servizi Ambientali	FONDO FASDA
Settore Credito	Casdic
Soci e Dipendenti Confcooperative	COOPERAZIONE SALUTE
Soci Cisl	Arcobaleno
Spedizioni, Logistica, Autotrasporti	SANILOG
Studi Professionali Dipendenti	CADIPROF
Terziario, Turismo e Servizi	Ente ASTER
Traffico Aereo	ENAV
Trasporti	INAT
Turismo	Fondo FAST, FONTUR
Unicredit	UNI.CA
Veterinari Liberi professionisti	AMNVI, ENPAV
Vigilanza Privata	FASIV

	Consorzio MU.SA, RBM Salute, Cassa Previass II, PREVIDIR, TUTELA SALUTE, INTESA SAN PAOLO, FONDO SALUTE, Società di Mutuo Soccorso CESARE POZZO, Fondo Salute e Benessere, Fondo VENERE, SDS
Varie Aziende	

Fondi sanitari integrativi - Le prestazioni erogate Rientrano tra quelle individuate dal D.lgs. n. 502/1992:

- *Prestazioni integrative e sostitutive a quelle offerte dal Servizio Sanitario Nazionale (ricoveri, visite specialistiche e diagnostiche, riabilitazione, odontoiatria, ecc.);*
- *Prestazioni socio-sanitarie erogate in strutture accreditate residenziali, semiresidenziali oppure in forma domiciliare;*
- *Prestazioni socio-sanitarie non comprese nei livelli essenziali di assistenza;*
- *Prestazioni finalizzate al recupero della salute di soggetti* temporaneamente inabilitati da malattia o infortunio per la parte non garantita dalla normativa vigente;

Prestazioni di assistenza odontoiatrica non comprese nei livelli essenziali di assistenza per prevenzione, cura e riabilitazione di patologie odontoiatriche.

"Sommo diritto somma ingiustizia"
(M.T.Cicerone)

6 - ASSICURAZIONE SANITARIA PRIVATA: QUANTO COSTA E COSA COPRE

Una delle domande che ci si pone più spesso in relazione al tema della **assicurazione sanitaria privata** è **quanto costa sottoscrivere una polizza** su base annuale.

Altro dubbio, legittimo, è relativo alla **copertura** della stessa, ovvero quali servizi offre e **quali prestazioni sanitarie sono previste.**

Purtroppo, **non è possibile dare una risposta univoca**; le quotazioni, i premi annuali e le coperture variano di compagnia in compagnia, anche perché vengono tarati su una serie di parametri che non possono essere standardizzati.

Le assicurazioni sulla salute, unitamente alle assicurazioni sulla vita, prevedono l'intervento dell'assicurazione quando si altera lo stato della salute della persona assicurata o al sopraggiungere di invalidità.

Cerchiamo di capire insieme **quali sono le variabili da considerare**, e che determinano il costo di una **assicurazione sanitaria privata**.

COSTO: COSA LO DETERMINA

Quando si decide di **contrarre una polizza assicurativa privata**, in particolare quelle legate alla salute, è necessario **confrontare varie proposte**, in modo da scegliere la soluzione che ci consenta il minimo premio annuo con il massimo delle prestazioni offerte.

Non è facile, anzi, soprattutto quando si tratta di **polizze individuali e non collettive**, come vedremo più avanti, ma con una ricerca e un'analisi scrupolosa delle varie proposte si può provare ad ottenere la sintesi migliore.

Nella **composizione del premio annuo** da richiedere al contraente, la compagnia assicurativa valuta diverse componenti, tra cui le seguenti:

- Età;
- Sesso;
- Condizioni di salute del contraente;
- Tipo di prestazioni offerte. Nel caso di una assicurazione sanitaria integrativa, ci si riferisce a interventi chirurgici, ricovero post operatorio, retta di Degenza, medicinali, occhiali e strumento elettromedicali, medicinali, visite specialistiche, fisioterapia rigeneratrice, **maternità**, prevenzione oncologica, cardiaca, etc.;
- Franchigie applicate;
- Scoperti;
- Massimali

TIPOLOGIA DI ASSICURAZIONE SANITARIA PRIVATA

Le **polizze sanitarie integrative** non sono tutte uguali, e non ci riferiamo solo ad una mera questione economica legata al premio annuo da sostenere.

Per semplificare, **possiamo dividere le polizze in due macro categorie**:

- Polizza sanitaria in forma indennitaria;
- Polizza sanitaria a rimborso.

Cerchiamo di capire in cosa consistono queste **due forme di assicurazioni sanitarie private**.

POLIZZA SANITARIA IN FORMA INDENNITARIA

La **polizza sanitaria in forma indennitaria** consiste nel pagamento al contraente di un **indennizzo**, che copra il periodo di degenza in ospedale o comunque di interruzione dal lavoro per malattia o infortunio.

Questa soluzione è molto utile ai **lavoratori autonomi** che, a differenza dei lavoratori dipendenti, non godono delle agevolazioni legate alla malattia.

L'indennizzo varia a seconda del premio annuo pagato e delle condizioni contrattuali.

POLIZZA SANITARIA A RIMBORSO

Come suggerisce il nome stesso, la **polizza sanitaria a rimborso** prevede, appunto, il rimborso delle spese sostenute per visite mediche, medicinali, interventi chirurgici, trattamenti fisioterapici, odontoiatrici, e così via, a seconda della copertura offerta.

Questa soluzione è quella più frequente e molto spesso è **legata al contratto di lavoro dipendente**, in particolare per alcune tipologie di **CCNL**, per le quali è parte integrante del suo aspetto economico.

Il datore di lavoro, quindi, offre, sotto forma di benefit, una **assicurazione sanitaria integrativa** ai propri dipendenti, che consenta al lavoratore di risparmiare alcune spese mediche, anche particolarmente gravose per le proprie economie, contribuendo alla prevenzione medico-sanitaria.

POLIZZE SANITARIE A CONFRONTO:
INDIVIDUALE O COLLETTIVA

Nella scelta di una **assicurazione sanitaria privata** da sottoscrivere, per sé o per un familiare a carico, è necessario effettuare una serie di valutazione, alle quali abbiamo accennato anche prima.

Bisogna ricordare, però, che una **polizza individuale**, ovvero siglata da un lavoratore con una compagnia assicurativa di propria iniziativa, **ha un costo molto più**

elevato rispetto ad un Fondo integrativo collettivo, con una differenza che può arrivare anche a 15/20 volte il costo del premio annuo.

Questo perché la polizza collettiva svolge, attraverso la legge dei grandi numeri, una sorta di funzione *"sociale"*, mediando la buona salute e l'età di alcuni lavoratori con gli altri.

Il mio consiglio, quindi, è quello di **verificare se il tuo contratto collettivo nazionale prevede la sottoscrizione ad un fondo sanitario integrativo**.

In caso positivo, informati sulla copertura offerta, come richiedere il rimborso, quali sono le **strutture convenzionate** alle quali rivolgerti per le tue esigenze mediche.

COME SCEGLIERE IL PIANO

Se non rientri in quella percentuale di lavoratori con una **assistenza sanitaria integrativa** già prevista dal contratto di lavoro, dovresti valutare attentamente l'adesione ad un Fondo.

Esistono moltissime soluzioni, spesso collegate a compagnie assicurative, banche e società finanziare, che, con una quota mensile alla portata di tutti, offrono una polizza sanitaria.

Quello a cui devi **prestare attenzione**, però, è la lista delle strutture e dei medici convenzionati, ai quali potrai rivolgerti per ricevere le cure mediche di cui hai bisogno, la quota di rimborso o copertura delle spese da sostenere o sostenute, la tipologia di prestazioni previste dal fondo.

Ad esempio, potresti avere bisogno di **assistenza odontoiatrica, fisioterapica**, o di altro genere, ed è importante assicurarsi quali opzioni ti offre il fondo che stai valutando.

Fai molta attenzione, quindi, e, se possibile, rivolgiti ad un ente di comprovata esperienza che offre **assistenza sanitaria integrativa**, capace di consigliarti per il meglio.

Se come abbiamo verificato il tuo CCNL (Contratto Collettivo Nazionale Lavoro) o il tuo Albo professionale non hanno aderito ad un Fondo Sanitario Integrativo (prima scelta) puoi farlo Tu.

Per ognuna di queste famiglie si possono delineare prestazioni e differenze specifiche, fai attenzione.

Prima bisogna chiarirsi il proprio fabbisogno assicurativo

Prima di stipulare qualsiasi contratto è bene chiarirsi il proprio "fabbisogno" assicurativo. Il miglior principio base da seguire per valutare la copertura assicurativa più adatta è quello del prefigurarsi la situazione "peggiore": quali possono essere le conseguenze di un evento morte o di invalidità o di danni da responsabilità civile? Diventerà allora chiaro, quali assicurazioni risultino indispensabili e quali no.

Risulta più semplice aiutarti suddividendo le Assicurazioni salute nelle seguenti tipologie:

- Assicurazione per la perdita di autosufficienza (long term care)
- Assicurazione malattie gravi (dread disese o critical illness)
- Assicurazione infortuni
- Assicurazione malattia
- Permanent health insurance PHI

Le coperture per la perdita di autosufficienza contro l'insorgenza di malattie gravi e la permanent health insurance non appartengono alla storica tradizione assicurativa italiana.

Le **polizze mediche** assicurano dai problemi di salute, permettendo di usufruire di determinate prestazioni a fronte del pagamento di un premio annuale.

Le polizze assicurative si differenziano tra loro per il massimale, cioè la somma più alta che l'assicurazione si impegna a risarcire; l'importo è correlato al costo del premio annuale, all'aumentare dell'uno aumenta anche l'altro.

- **La franchigia**, ovvero la copertura di una percentuale del pagamento da parte dell'assicurato
- **Il premio**, cioè la tariffa che l'assicurato paga ogni anno per polizza
- **Le prestazioni sanitarie garantite**, che variano in base alle clausole scelte e al premio pagato,
- Ogni assistito può usufruire di una copertura personalizzata, le polizze infatti sono modulari e componibili secondo necessità. Le prestazioni sanitarie più richieste sono generalmente visite specialistiche, ricoveri, diagnostica, diaria e odontoiatria.

Consigli utili

- Piccoli rischi dalle conseguenze economiche limitate non sono da assicurare. Polizze superflue sono solo un'inutile spesa.
- Se avete più di 70 anni è inutile pensare di sottoscrivere una polizza malattia, è ormai troppo tardi.
- Le compagnie accettano fino a 65 anni che dimostrino di essere in perfetta salute, anche se poi il contratto potrà essere prolungato fino ai 75 anni.

- Prima di sottoscrivere una copertura malattia è opportuno leggere attentamente le condizioni di polizza, ponendo attenzione al periodo di carenza o di osservazione delle diverse patologie.
- Chi vuole valutare il proprio fabbisogno assicurativo, ha la possibilità di fare un <u>check-up" assicurativo</u>.
- I relativi questionari saranno oggetto di valutazione da parte degli esperti.
- I confronti tariffari relativi saranno anche l'occasione per poter spuntare oppure trattare migliori condizioni contrattuali con la Vostra compagnia.

ENTI CASSE E SOCIETA' DI MUTUO SOCCORSO

Hanno esclusivamente **fine assistenziale**, in conformità a disposizioni di **contratto** o di **regolamento aziendale** che non rientrano nell'ambito di operatività dei fondi sanitari integrativi e che riconoscono **prestazioni sanitarie e socio-sanitarie** secondo i propri statuti e regolamenti.

I **costi di compartecipazione** alla spesa sono sostenuti dai cittadini nella fruizione delle prestazioni del Servizio Sanitario Nazionale insieme agli oneri per l'accesso alle prestazioni erogate in regime di libera professione intramuraria.

VANTAGGI:

- **Adesione aperta a tutti** i cittadini, senza visita medica d'ingresso;
- **Garantisce assistenza per tutta la vita.**
- Assistenza estesa a tutto il nucleo famigliare, coniuge/convivente;
- I contributi associativi sono fiscalmente detraibili.

NELLA TABELLA PUOI TROVARE IN ORDINE ALFABETICO TUTTI GLI ENTI CHE ATTIVANO ASSICURAZIONI SANITARIE – FONDI SANITARI INTEGRATIVI- CASSE E SOCIETA' DI MUTUO SOCCORSO

LISTA ENTI EROGATORI
AFAC
ALLIANZ GLOBAL ASSISTANCE (MONDIAL ASSISTANCE)
ANMVI
ARCOBALENO
ASDEP
ASI
ASIDAL
ASSICASSA
ASSIDAI
ASSIDIR
ASSIRETE
ASTER SETTORE TERZIARIO
BANCA NAZIONALE DEL LAVORO
BLUE ASSISTANCE
C.N.P.A.D.C.
C.N.P.R.
CA.DI.PROF
CAMPA
CASAGIT
CASDIC

CASPIE
CASPOP
CASSA DI ASSISTENZA DEI DIPENDENTI DI IMPRESE ASSICURATRICI DEL GRUPPO UNIPOL
CASSA FORENSE
CASSA GEOMETRI
CASSA MUTUA NAZIONALE PER IL PERSONALE DELLE BANCHE DI CREDITO COOPERATIVO
CASSA NAZIONALE DEL NOTARIATO
CASSA PREVIASS II
CATTOLICA ASSICURAZIONI
CONSORZIO MU.SA
COOPERSALUTE
EASI
EMAPI
EMVAP
ENASARCO
ENAV
ENPAM
ENPAP
ENPAV
EST
FAIT
FASA
FASCHIM
FASDAC

<u>FASI</u>
<u>FASIDEI</u>
<u>FASIE</u>
<u>FASIF</u>
<u>FASIOPEN</u>
<u>FASIV</u>
<u>FAST</u>
<u>FERROVIE DELLO STATO</u>
<u>FIDA</u>
<u>FILO DIRETTO</u>
<u>FISDE ENEL</u>
<u>FISDE ENI</u>
<u>FONDO ALTEA</u>
<u>FONDO SANITARIO INTEGRATIVO GRUPPO INTESA SANPAOLO</u>
<u>FONTUR</u>
<u>GENERALI GGL</u>
<u>GRUPPO ZURICH ITALIA</u>
<u>INA ASSITALIA</u>
<u>INARCASSA</u>
<u>INAT</u>
<u>INFN</u>
<u>INSIEME SALUTE</u>
<u>INTER PARTNER ASSISTANCE</u>
<u>MAPFRE & WARRANTY</u>
<u>MBA - MUTUA BASIS ASSISTANCE</u>
<u>MEDIC4ALL</u>
<u>MÈTA SALUTE</u>

MONDIAL ASSISTANCE (ALLIANZ GLOBAL ASSISTANCE)
MUTUA NUOVA SANITA'
NEWMED
POSTE ASSICURA
PRAESIDIUM FAMIGLIE, GALENO
PREVIGEN
PREVIMEDICAL
QUAS
RBM SALUTE
SALUTE SEMPRE
SAN.ARTI.
SAN.IN.VENETO
SANILOG
SANITASS
SARA ASSICURAZIONI
SISTEMI SANITARI, SAI SANICARD, PROTEZIONE SALUTE
TORO
UNI.CA
UNIPOL ASSICURAZIONI (UNISALUTE)
UNIQA
UNISALUTE
WINSALUTE

7- COME BENEFICIARE DEL RIMBORSO

L'assistenza sanitaria integrativa permette di ottenere il **rimborso totale** o **parziale** di molte delle prestazioni sanitarie erogate presso la propria struttura di fiducia.
Le **modalità** di **rimborso** tuttavia **variano** secondo il tipo di compagnia e di polizza e in base alla **convenzione esistente tra Ente erogatore e struttura prescelta**.

RIMBORSO IN FORMA DIRETTA

In questo caso l'assistito non anticipa né le spese di ricovero né quelle ambulatoriali e all'atto delle dimissioni salda solamente le spese extra e le eventuali franchigie previste dalla propria copertura.
Per usufruire del rimborso in forma diretta è necessario: contattare la **centrale operativa del proprio fondo**, **cassa mutua** o **assicurazione** prima del ricovero o della prestazione indicando la struttura prescelta, che se necessario può offrire assistenza anche in tali procedure.
Al momento dell'accettazione l'assistito, dovrà inoltre **presentare**:

- Un documento d'identità;
- Una tessera o documento comprovante l'appartenenza all'Ente (rilasciata, se previsto, al momento dell'iscrizione);
- Il certificato medico attestante la diagnosi.

La Presa in Carico da parte dell'Ente sarà inviata direttamente alla struttura.

RIMBORSO IN FORMA INDIRETTA

Con il rimborso in forma indiretta l'assistito usufruisce di condizioni di pagamento privilegiate che variano secondo il tipo di prestazione e di compagnia rispetto al normale listino della struttura.

Per usufruire di questo genere di rimborso, il titolare della polizza assicurativa:

- **Segnala l'esistenza della polizza** al personale dedicato **al momento dell'accettazione** presenta il tesserino di appartenenza all'associazione o un documento simile;
- **Richiede** la **documentazione clinica** e **amministrativa** secondo le norme stabilite dall'Ente;
- **Salda le spese** sostenute all'atto delle **dimissioni**.

L'assistito potrà in seguito **chiedere il rimborso delle spese** - totale o parziale - **all'Ente di appartenenza**, in relazione alla categoria o al contratto stipulato.

8- **STRUTTURE CONVENZIONATE** E NON

Sottoscrivere un **fondo di assistenza sanitaria integrativa** consente, al lavoratore, di **ricevere cure mediche in modi diversi**, recandosi in **strutture convenzionate o non convenzionate**, in base alle sue esigenze.

Molti lavoratori non sanno di godere dei **vantaggi di un fondo integrativo** previsto dal contratto collettivo nazionale che regolamenta il proprio settore, ecco perché è importante informarsi correttamente, in modo da non sprecare i servizi ai quali avrebbero diritto e per i quali, alcune volte, potrebbero versare anche una piccola quota dello stipendio.

In questa guida voglio spiegarti **come usufruire dell'assistenza sanitaria prevista dal fondo** che hai sottoscritto, e a **quali strutture convenzionate e non puoi rivolgerti** per ricevere le cure oppure effettuare controlli e analisi mediche e diagnostiche.

DOVE RECARSI

La Sanità in Italia è caratterizzata, purtroppo, da **tempi di attesa spesso molto lunghi**, in particolare nelle Regioni più densamente popolate.

Avere la possibilità di **usufruire di assistenza sanitaria tramite un fondo integrativo** vuol dire evitare le lungaggini del caso e intervenire in modo rapido e tempestivo.

Per farlo, ci sono tre possibilità:

- Recarsi presso strutture del Servizio Sanitario Nazionale;
- Recarsi presso strutture convenzionate con il Fondo di assistenza sottoscritto;

-       Recarsi presso strutture non convenzionate.

Vediamo insieme come devi comportarti nelle varie situazioni.

STRUTTURE DEL SERVIZIO SANITARIO NAZIONALE

Se hai sottoscritto un **fondo di assistenza sanitaria integrativa**, puoi rivolgerti comunque a strutture pubbliche, ospedali e ambulatori, sia per interventi che per analisi cliniche e diagnostiche.

In questi casi, non devi fare altro che **chiedere il rimborso al Fondo per le spese sostenute in ticket**, avendo comunque cura di consultare il tuo Piano sanitario.

Solitamente, è possibile effettuare questa **richiesta di rimborso scaricando un semplice modulo dal sito web del fondo** o della compagnia assicurativa ad esso collegata, e presentarlo agli uffici competenti.

Se hai dei dubbi su come compilare il modulo, **chiama sempre il numero verde e chiedi assistenza**.

STRUTTURE CONVENZIONATE CON IL FONDO DI ASSISTENZA

Ogni **fondo di assistenza sanitaria integrativa** ha una lista di **strutture convenzionate**, presso le quali è possibile recarsi per fruire dei servizi previsti dalla polizza stipulata.

Questa soluzione è di gran lunga la più pratica e comoda, per varie ragioni:

Fatto salvo per interventi il cui costo supera la franchigia prevista, **non devi anticipare nessuna spesa**. Sarà il fondo a saldare il conto direttamente alla **struttura convenzionata**;

Puoi **prenotare la visita direttamente tramite il fondo**, nelle modalità previste;

La conferma della **prenotazione** è molto rapida, anche 24h.

Sottoscrivendo un fondo di assistenza sanitaria integrativa potrai evitare le lungaggini, le file interminabili agli uffici della tua ASL di competenza per prenotare la visita, l'esame o l'intervento, fruire del servizio in tempi rapidissimi in strutture private convenzionate di alto livello, il tutto **senza spendere un centesimo.**

Ovviamente, **la copertura è valida anche fuori dalla tua regione di residenza.**

NON MALE VERO?

LE STRUTTURE CONVENZIONATE COME FAI A SAPERE QUALI SONO

Molto semplice. Non devi far altro che rivolgerti al tuo Fondo e chiedere la lista delle strutture e dei medici convenzionati presenti nella tua zona.

LE STRUTTURE NON CONVENZIONATE COME FUNZIONA

Cosa succede se decidi di rivolgerti a **strutture non convenzionate?**

Può capitare, in effetti, che tu debba **fruire dei servizi sanitari** in base a esigenze personali, come ad esempio la **presenza del tuo medico di fiducia in un preciso ospedale, clinica o centro diagnostico**, oppure la difficoltà a spostarti dal tuo comune di residenza alla struttura convenzionata più vicina.

In casi come questi, devi **verificare le policy del tuo fondo di assistenza sanitaria integrativa**, per capire come comportarti.

Solitamente, **è possibile chiedere un rimborso parziale delle spese sostenute presso strutture non convenzionate**, consegnando la documentazione richiesta dal Fondo, che effettuerà una analisi delle prestazioni ricevute e calcolerà la percentuale di rimborso erogabile.

Prima di recarti in una struttura sanitaria, **ti consiglio di contattare gli uffici del fondo di assistenza integrativa** presso il quale sei iscritto e verificare quali sono quelle convenzionate e quali no. Puoi trovare queste informazioni in modo semplice e veloce attraverso i siti web dei fondi stessi.

9- ASSISTENZA SANITARIA INTEGRATIVA ALL'ESTERO

L'assistenza sanitaria offre una **serie di coperture** per i diversi problemi che si possono avere durante il viaggio. Se **la destinazione è extraeuropea**, soprattutto se si va negli **Stati Uniti** o in **Canada**, la **copertura sanitaria** è consigliata con un **massimale elevato**, visti gli alti costi delle cure. Se si viaggia in **Italia non è necessaria una polizza**: per ricevere l'**assistenza medica** basta la **tessera sanitaria**. Anche nei **Paesi dell'Unione europea** (incluse Svizzera, Islanda, Norvegia e Liechtenstein) con la **tessera sanitaria** alla mano si può accedere alle **cure "necessarie"** con le stesse regole che si applicano ai cittadini del Paese.

SPESE MEDICHE URGENTI

La sottoscrizione di un'**assicurazione malattia** permette di sostenere le spese mediche sanitarie e le visite specialistiche urgenti, in caso di malattia o problemi di salute.

In questo caso è la stessa compagnia assicurativa a sostituirsi nel pagamento dei costi relativi a tali prestazioni.

L'assicurazione malattia per l'estero permette di avere una copertura totale in caso di problemi di salute per i quali si necessita di sottoporsi a interventi chirurgici, visite mediche o altre tipologie di cure, che prevedono anche il ricovero ospedaliero.

Con questa tipologia di polizza sanitaria si ha diritto al **rimborso dei costi delle spese mediche**, nei **territori non appartenenti all'Unione Europea**, una visita medica potrebbe arrivare a costare anche 10.000 euro - è il caso, per esempio di una Risonanza Magnetica.

Molte sanitarie integrative prevedono già questo tipo di assistenza quindi per essere un perfetto viaggiatore assicurato ecco tutto ciò che è necessario sapere prima di intraprendere un viaggio.

1) studiare attentamente le condizioni imposte dalla propria assicurazione

2) accertarsi che il periodi compreso tra la data di partenza e quella di ritorno sia coperto dall'assicurazione;

3) E' opportuno verificare se la propria carta di credito o il proprio conto bancario preveda una polizza sul viaggio;

4) Le polizze per il viaggio possono essere integrate ed estese e

godere anche di altri aggiuntivi servizi, ovvero i seguenti:

- l'invio sul posto di un medico specializzato;
- il reperimento di farmaci particolari;
- l'assistenza di un legale estero;
- la protezione sulle carte di credito.

Di norma, le assicurazioni per il viaggio prevedono la copertura delle eventuali spese sanitarie: nel caso ad esempio di spostamenti all'interno dell'Europa, è sufficiente avere la tessera sanitaria per ottenere un'assistenza statale; se, invece, si viaggia in tutto il resto del mondo è indispensabile sottoscrivere un'assicurazione specifica, al fine di evitare di incorrere ad eventuali oneri molto costosi, come avviene solitamente per i viaggi negli USA.

10– NIENTE E' COME DOVREBBE ESSERE LA MIA STORIA

" Vuoi che ti faccia il trattamento cionfolo?"

Per conoscerci meglio mi piacerebbe condividere con te alcuni episodi della mia vita.

Il 21 febbraio 2005 avevo 39 anni.

Cinque mesi dopo la mia mammografia annuale con esito negativo, mi sentivo bene come non mi ero sentita da anni, poi ho scoperto un nodulo. Non ho pianto quando il medico mi ha detto che avevo un tumore al seno, ma ho pensato immediatamente ai miei figli 2 e 5 anni. Ho spiegato loro che la mamma aveva un tumore solo mentre guardavo con le lacrime il mio piccolo Sonny gettare le medicine che considerava causa della mia perdita capelli.

Ho deciso che IO avrei dovuto sconfiggerlo.

Ho provato a proteggerli dalle manifestazioni peggiori della malattia, ma non sempre è stato possibile. Li ho allontanati durante i cicli di terapia perché non volevo che si spaventassero. È importante imparare a conoscere i momenti di debolezza e di forza e avere la consapevolezza di cosa significhi effettivamente un tumore e non solo riconoscere cosa spaventa quando qualcuno ne è colpito.

E, naturalmente, si deve avere fede.

Ammettere che non avrei potuto fare tutto da sola mi ha consentito di accettare la malattia e guarirne.

La malattia ha aiutato i miei ragazzi a crescere più forti e anche più attenti alle esigenze altrui. Ma mentre sei occupata a **sconfiggere il cancro**, a lasciare il posto di lavoro come libera professionista, **prenotare esami, pagare visite specialistiche**, nessuno ti ricorda del **fondo** integrativo sanitario di cui disponi e dell'assicurazione sanitaria che hai stipulato e pagato.

QUANDO TE NE RICORDI I TEMPI SONO SCADUTI COSI' NON HAI PIU' DIRITTO A NESSUN RIMBORSO

Il fatto più vero, ma anche il più difficile da digerire, è sentirsi abbandonati da chi non avresti mai pensato che lo facesse.

Durante la malattia mi sono chiesta troppe volte chi sono e che cosa voglio dalla vita, ma non sono mai riuscita a darmi delle risposte.

Ora, però, dopo l'esperienza vissuta, le risposte sono arrivate. Ecco perché ho studiato e ho deciso di creare in questo breve itinerario tutte le informazioni necessarie ad utilizzare le coperture sanitarie ed i relativi rimborsi.

Il tumore colpisce a tradimento, e lo devi combattere.

**CHI NON DOVREBBE TRADIRTI È
QUELLA PERSONA – ENTE – ASSICURAZIONE IN
CUI HAI RIPOSTO FIDUCIA E DENARO.**

11- INFORMIAMOCI O PROVIAMO A FARLO INSIEME

INDENNITA' DI MALATTIA: COME FUNZIONA

Con il termine **indennità di malattia** si indica la retribuzione che il lavoratore riceve in busta paga in caso di **assenza giustificata sul lavoro**, nel caso specifico per problemi di salute.

In effetti, anche se il lavoratore si assenta dal luogo di lavoro, risultando, di fatto, non attivo per un certo periodo di tempo, questo non vuol dire che non debba **ricevere un sostegno.**

Ecco perché l'ordinamento giuridico italiano ha introdotto questa **indennità di malattia**, per consentire ai lavoratori di non dover vivere un disagio economico unito a quello medico.

Cerchiamo di capire meglio **come funziona l'indennità di malattia, chi può usufruirne e in che modo.**

Purtroppo **non tutti possono accedere all'indennità di malattia**, per ragioni che di solito sono legate alla tipologia di contratto di lavoro (CCNL) stipulato o al piano previdenziale previsto.

Sul sito dell'INPS è riportato un elenco, nel quale sono indicati **i lavoratori che possono e non possono richiedere l'indennità di malattia.**

Eccolo.

Spetta a:

- Operai settore industria;
- Operai ed impiegati settore terziario e servizi;
- Lavoratori dell'agricoltura;
- Apprendisti;
- Disoccupati;
- Lavoratori sospesi dal lavoro;

* Lavoratori dello spettacolo;
* Lavoratori marittimi;
* Lavoratori iscritti alla gestione separata di cui all'art. 2 comma 26. Legge 335/95.
* **Non spetta a:**
* Collaboratori familiari (COLF e Badanti);
* Impiegati dell'industria;
* Quadri (industria e artigianato);
* Dirigenti;
* Portieri;
* Lavoratori autonomi.

Stabilito chi può o non può **accedere all'indennità di malattia**, cerchiamo di capire anche a quanto ammonta e come viene erogata.

Come detto in precedenza, **l'indennità di malattia** viene erogata nonostante il lavoratore non possa offrire i propri servizi all'azienda per la quale lavora, perché deve essere garantita una retribuzione minima.

Questo non significa, però, che l'indennità equivale al 100% della giornata di lavoro prevista dalla busta paga del lavoratore.

L'indennità di malattia è dovuta dall'INPS – ma versata come anticipo dall'azienda in busta paga – a partire dal 4° giorno consecutivo di malattia.

L'importo varia a seconda della categoria professionale e del periodo di malattia previsto dal certificato medico.

LAVORATORI DIPENDENTI

Per quanto riguarda i lavoratori dipendenti, **l'indennità di malattia** equivale al 50% della retribuzione giornaliera, per il periodo che intercorre tra il 4° e il 20° giorno di malattia. Dal 21° giorno al 180°, è pari al 66,66%.

Per i dipendenti di esercizi pubblici, quindi attività aperte al pubblico, e per chi opera in laboratori di pasticceria, **l'indennità** è pari all'80% della retribuzione media giornaliera per tutto il periodo di malattia previsto.

DISOCCUPATI

Anche chi usufruisce di **assegno di disoccupazione** ha diritto ad una **indennità di malattia**, che è pari ai ⅔ della percentuale prevista per i lavoratori dipendenti.

Per le altre categorie professionali e per i **lavoratori iscritti alla Gestione Separata**, ti invitiamo a consultare la scheda dedicata sul sito dell'INPS e a consultare un Patronato.

COME RICHIEDERE L'INDENNITA'

Ti sei ammalato, e non puoi presentarti sul luogo di lavoro. Cosa devi fare? A chi devi comunicare la tua **assenza per malattia**? A chi devi **richiedere l'indennità**?

La prima cosa da fare è informare il tuo **datore di lavoro** dell'assenza per malattia, che è l'unico coinvolto, anche dal punto di vista burocratico, per i primi tre giorni.

La **comunicazione all'INPS** va effettuata solo a partire dal 4° giorno consecutivo di malattia. In questo caso, hai bisogno di un **certificato medico** che attesti il tuo stato di malattia, e inviare la domanda all'ente previdenziale.

La domanda può essere inviata per via telematica – devi effettuare la registrazione al portale dell'INPS e accedere con il PIN fornito – oppure per **raccomandata con ricevuta di ritorno A/R**.

Il **medico curante** potrebbe effettuare la comunicazione per via telematica, inviando il certificato di malattia all'INPS che provvederà, sempre telematicamente, ad informare il datore di lavoro.

È molto importante inserire all'interno della domanda, oltre al **certificato medico**, anche i dati anagrafici del lavoratore, e **l'indirizzo del domicilio effettivo**, necessario per la reperibilità e le **visite fiscali**.

Cos'è la **visita fiscale**? Scopriamolo insieme.

VISITA FISCALE

Il lavoratore in malattia ha l'obbligo di reperibilità, all'indirizzo di domicilio fornito all'INPS, che potrà inviare un medico per la cosiddetta **visita fiscale**.

Si tratta di un **controllo di routine**, corretto e comprensibile, per evitare che i lavoratori dichiarino il falso, gravando sulla fiscalità generale.

Se il **medico fiscale** si reca presso il domicilio del lavoratore, effettua il controllo, e attesta lo stato di malattia, tutto viene confermato senza nessun problema.

Ma cosa accade nel caso in cui il lavoratore fosse irrintracciabile?

Beh, in questo caso il **medico fiscale** darà comunicazione all'INPS dell'assenza del lavoratore, che potrà dimostrarne le ragioni. Ad esempio, era andato ad effettuare dei controlli medici.

Se il lavoratore non dovesse portare evidenze che giustifichino la sua assenza al domicilio indicato, allora **l'INPS prenderà dei provvedimenti**, che prevedono la riduzione o la sospensione dell'indennità di malattia.

1. In caso di assenza ad una prima visita, è prevista la sospensione dell'indennità per un massimo di 10 giorni;
2. In caso di seconda assenza, è prevista la riduzione del 50% dell'indennità per tutto il periodo restante;
3. Sospensione totale in caso di terza assenza.

Le **visite fiscali** possono essere effettuate solo in alcune fasce orarie:

- 9.00 – 13.00 e 15.00 – 18.00 per i dipendenti pubblici;

- 10.00 – 12.00 e 17.00 – 19.00 per i dipendenti privati.

INDENNITA' GIORNALIERA COS'E' E PERCHE' CONVIENE

Abbiamo visto che **l'indennità di malattia** non è riconosciuta a tutti i lavoratori, ma cosa accade quando il proprio contratto di lavoro non riconosce questo sostegno?

Esistono soluzioni indipendenti, come i **fondi sanitari integrativi privati**, che in alcuni casi riconoscono anche una **indennità giornaliera** per ricoveri ospedalieri.

In cosa consiste questa **indennità giornaliera**?

Se il lavoratore dovesse subire ricoveri ospedalieri per i cosiddetti *"grandi interventi chirurgici"* – in strutture pubbliche o private non fa differenza – sottoscrivendo un **fondo di assistenza sanitaria integrativa** potrà richiedere un'indennità pari a € 40,00 per ogni giorno di ricovero, per un massimo di 90 giorni.

Per *"grandi interventi chirurgici"* si intende tutti quegli interventi che non possono essere effettuati in Day Hospital o in ambulatorio e che vengono, comunque, elencati nei piani sanitari dei fondi.

Per questi ultimi, infatti, non è prevista l'indennità giornaliera, ma un rimborso del ticket sanitario.

Naturalmente questo contributo va inteso come informativa di carattere generale.

Per la tua specificità ti invito a rivolgerti al tuo datore di lavoro, a un patronato o al tuo rappresentante sindacale.

12- INFORTUNIO SUL LAVORO

Con **infortunio sul lavoro** s'intende un evento traumatico – definito *causa violenta* – che si verifica sul luogo di lavoro, e che costringe il lavoratore a una assenza superiore ai tre giorni.

In Italia **l'infortunio sul lavoro** è regolamentato attraverso il **D.P.R. 30 giugno 1965, n. 1124**, *Testo unico delle disposizioni per l'assicurazione obbligatoria contro gli infortuni sul lavoro e le malattie professionali,* e si differenzia in modo netto dalla classica **indennità di malattia**.

Come suggerisce il nome del provvedimento, con esso l'ordinamento giuridico italiano ha introdotto **l'assicurazione obbligatoria contro gli infortuni sul lavoro e le malattie professionali**, individuando nell'INAIL l'ente preposto a gestire questa fattispecie.

L'assicurazione ha come obiettivo primario quello di garantire ai lavoratori, in seguito a un **infortunio sul lavoro** o alla contrazione di una **malattia professionale**, **assistenza sanitaria** e copertura delle spese per le prestazioni, le analisi cliniche e diagnostiche, l'acquisto di dispositivi e apparecchiature mediche.

Sottoscrivendo l'assicurazione obbligatoria, il **datore di lavoro è esonerato dalla responsabilità civile**, a patto che non si individui una sua responsabilità diretta, come nel caso della violazione delle norme di prevenzione.

Cerchiamo di capire cosa prevede la legge, e **com'è regolamentato l'infortunio sul lavoro** nel nostro Paese.

PERSONE ASSICURATE

L'assicurazione contro gli **infortuni sul lavoro** e le **malattie professionali** è obbligatoria, e si applica a diverse categorie professionali e non, come previsto dal D.P.R 30/06/65:

1. Lavoratori dipendenti;
2. Artigiani;
3. Apprendisti;
4. Insegnanti, alunni, istruttori, inservienti, tecnici di laboratorio, delle scuole o istituti di istruzione di qualsiasi ordine e grado, compresi i corsi di formazione e riqualificazione professionale, anche privati;
5. Familiari del datore di lavoro che prestano, anche a titolo gratuito, opera manuale, o che vivono nei locali in cui si svolge il lavoro;
6. Soci delle cooperative e di ogni altro tipo di società, che prestano opera manuale;
7. Ricoverati in case di cura, in ospizi, in ospedali, in istituti di assistenza e beneficenza, se ricoprono, anche saltuariamente, una mansione lavorativa;
8. Detenuti in istituti o in stabilimenti di prevenzione o di pena;
9. Agenti di commercio;
10. Componenti dell'equipaggio di una nave.

Per quanto riguarda le attività coperte dall'assicurazione, **si rimanda all'Art. I del Testo Unico**.

DENUNCIA DA PARTE DEL DATORE DI LAVORO

In caso di **infortunio sul lavoro**, il lavoratore è tenuto ad avvisare il datore di lavoro, che dovrà condurlo immediatamente al pronto soccorso dove, in seguito agli accertamenti del caso, verrà rilasciato un certificato da consegnare al datore di lavoro.

Se la diagnosi dovesse essere superiore ai 3 giorni, **il datore di lavoro ha l'obbligo di comunicare l'infortunio all'INAIL**, in modo da attivare la procedura, che prevede la visita medica del lavoratore presso gli ambulatori dell'ente assicurativo.

La mancata denuncia da parte del datore di lavoro è punita con una sanzione da € 1.290,00 a € 7.745,00.

CHI PAGA L'ASSICURAZIONE OBBLIGATORIA

L'assicurazione INAIL viene pagata dal datore di lavoro, versando una quota all'ente seguendo le tabelle dei premi prestabilite.

Come si legge sul sito dell'INAIL, **le tariffe dei premi** sono distinte per ciascuna delle seguenti gestioni:

- Industria;
- Artigianato;
- Terziario;
- Altre attività.

Al momento dell'assunzione, e per tutto il tempo in cui il lavoratore sarà impiegato presso l'azienda, il datore di lavoro dovrà provvedere al pagamento della **quota assicurativa obbligatoria**.

CHI PAGA L'INDENNIZZO DELLE SPESE MEDICHE

In caso di **infortunio sul lavoro, la copertura delle spese è sostenuta dal datore di lavoro e dall'INAIL**, nelle modalità che indicheremo di seguito.

Il datore di lavoro è tenuto a pagare il lavoratore infortunato per i primi 4 giorni, a partire dalla data dell'infortunio, secondo la seguente procedura:

- Il primo giorno, ovvero quello in cui si è verificato l'evento traumatico, il datore di lavoro copre la retribuzione giornaliera al 100%;

- Dal 2° al 4° giorno copre il 60% della retribuzione giornaliera.
- Dal 5° giorno in poi subentra l'INAIL, per tutto il periodo in cui il lavoratore dovrà assentarsi dal lavoro in seguito a un infortunio.
- La copertura delle spese da parte dell'INAIL prevede la seguente procedura:
- 60% della retribuzione fino al 90° giorno;
- 75% della retribuzione dal 91°giorno.
- **Per tutta la durata dell'infortunio sul lavoro**, e la successiva fase riabilitativa – ad esempio per il periodo in cui è necessario sottoporsi a **trattamenti fisioterapici** – le **spese mediche** sono interamente a carico dell'INAIL, su specifica indicazione del medico o dei medici che seguono il paziente.

CAUSA VIOLENTA E MALATTIA PROFESSIONALE

Quando si parla di **infortunio sul lavoro** è necessario fare una **distinzione tra causa violenta e malattia professionale.**
Vediamo insieme in cosa consistono.

CAUSA VIOLENTA

La **causa violenta** è quella a cui abbiamo fatto riferimento all'inizio del presente articolo; si tratta di un evento traumatico, avvenuto sul luogo di lavoro e a causa delle mansioni svolte, in seguito al quale il lavoratore riceve una prognosi superiore ai tre giorni di assenza.
In questo caso, si fa riferimento a un **infortunio (o la morte) causato da un'azione intensa, ma concentrata in un tempo ridotto.**

Ad esempio, la caduta di uno strumento, adoperato durante lo svolgimento delle sue mansioni, sul piede del lavoratore.

MALATTIA PROFESSIONALE

Diversa è, invece, la **malattia professionale**, che riguarda tutte quelle patologie generate dal lavoro svolto, ma che hanno effetti sul lungo periodo.

In questi casi, infatti, si parla di *causa lenta*.

Rientrano in questa fattispecie, ad esempio, i **tumori causati dall'utilizzo di sostanze chimiche cancerogene**, ma anche eventuali **disagi psicofisici**, prodotti dallo stress mentale e fisico al quale il lavoratore era sottoposto durante lo svolgimento delle sue mansioni.

Poter contare su un aiuto e un sostegno concreto in caso di **infortunio sul lavoro** o di **malattia professionale**, è un grande vantaggio.

TRATTAMETI FISIOTERAPICI DOPO UN INFORTUNIO O UN INCIDENTE: COME PROCEDERE

Ricorrere a **trattamenti fisioterapici** dopo un infortunio personale – ad esempio la classica partita di calcetto – oppure un **incidente sul luogo di lavoro**, è molto più frequente di quello che si potrebbe pensare.

Qui, invece, vogliamo concentrarci sui **trattamenti fisioterapici** ai quali sottoporsi in seguito ad un infortunio o un incidente, cercando di individuare quali sono, dove recarsi e come gestirli da un punto di vista economico e fiscale.

LA FIGURA DEL FISIOTERAPISTA

La **fisioterapia** è una branca della medicina specializzata nella prevenzione, nella cura e nella riabilitazione di pazienti affetti da patologie congenite o acquisite, ad esempio in seguito ad un infortunio, in ambito muscolare, osseo, neurologico.

Secondo la normativa vigente, ovvero il **Decreto 14 settembre 1994, n. 741**

Il fisioterapista è l'operatore sanitario, in possesso del diploma universitario abilitante, che svolge in via autonoma, o in collaborazione con altre figure sanitarie, gli interventi di prevenzione, cura e riabilitazione nelle aree della motricità, delle funzioni corticali superiori, e di quelle viscerali conseguenti a eventi patologici, a varia eziologia, congenita od acquisita.

Quando si parla di **trattamenti fisioterapici** si fa riferimento ad un nutrito gruppo di cure, ognuna più o meno indicata al tipo di riabilitazione si richiede necessaria.

Esistono **diverse tipologie di trattamenti fisioterapici** che un fisioterapista specializzato può effettuare, e che si dividono in due categorie:

1. **Terapie fisiche:** rientrano in questa categoria la Bio-Risonanza, la infrarosso terapia, le correnti interferenziali, la laserterapia, la magnetoterapia, etc.;

2. **Terapie manuali:** fanno parte di questa tipologia di terapia il bendaggio funzionale, la kinesiterapia, la massoterapia, l'osteopatia, etc.;

Prima di sottoporsi ad uno qualunque di questi **trattamenti fisioterapici**, è necessario farsi visitare da un fisioterapista, che possa indicare che tipo di terapia applicare alla propria situazione.

Dal giugno 2012, quindi, è **possibile <u>richiedere un rimborso spese mediche</u>** per i trattamenti fisioterapici e rieducativi, semplicemente allegando alla dichiarazione le ricevute fiscali rilasciate dal fisioterapista o dal centro riabilitativo.

TRATTAMENTI FISIOTERAPICI CON ASSISTENZA SANITARIA INTEGRATIVA

Come abbiamo sottolineato nel paragrafo precedente, il costo dei **trattamenti fisioterapici**, soprattutto per patologie particolari o in seguito ad un infortunio – da lavoro o personale – può farsi insostenibile, ecco perché conviene **sottoscrivere una assicurazione sanitaria integrativa** che possa coprire le spese, o parte delle stesse.

La prima cosa da fare, è **verificare la copertura da parte della polizza o del <u>fondo sanitario integrativo</u>**, per capire quali trattamenti fisioterapici sono riconosciuti e rimborsati, e in che modo.

13- ASSISTENZA DOMICILIARE

L'assistenza domiciliare consiste, come suggerisce il termine stesso, nella possibilità di **ricevere cure mediche** e supporto farmacologico direttamente nella casa dell'assistito.

Si tratta di un istituto molto vantaggioso, non solo per i pazienti, ma anche per i familiari che se ne prendono cura.

Da quando è stato istituito il Servizio Sanitario Nazionale come lo conosciamo oggi – con la Legge 23 dicembre 1978, n. 833 – il nostro Paese, attraverso l'azione del **Ministero della Salute**, ha cercato sempre di **garantire al cittadino il diritto alle cure mediche**, sancito dalla Costituzione della Repubblica Italiana con l'articolo 32, che recita così:

"La Repubblica tutela la salute come fondamentale diritto dell'individuo ed interesse della collettività, e garantisce cure gratuite agli indigenti."

Negli anni a seguire, il legislatore ha introdotto modifiche, integrazioni, migliorie, in modo da offrire servizi sempre maggiori ai cittadini. Uno di questi, è proprio l'**assistenza domiciliare**.

Cerchiamo di capire in cosa consiste, e come vi si accede.

Le persone non autosufficienti, a causa di patologie gravi, handicap fisici o psichici, oppure per le conseguenze di un incidente, **possono usufruire dell'assistenza domiciliare presso la propria abitazione**, ricevendo le cure previste grazie all'intervento di medici specialistici e infermieri professionisti.

Questo è molto importante, non solo per il decorso del ricovero, oppure per il prosieguo della terapia medica o farmacologica senza fonti di stress aggiuntive, ma anche per la serenità psicologica del paziente.

Nessuno vorrebbe mai ricoverarsi in ospedale, che sia per interventi blandi e di routine o per operazioni complesse e rischiose, perché è evidente che non sia un ambiente piacevole nel quale trascorrere del tempo.

Potersi curare nella propria casa, circondati dalle persone care, e conservando, per quanto possibile, le proprie abitudini, è un bene per chiunque, che aiuta ad affrontare il tutto in modo più rilassato.

Se questo principio lo applichiamo a persone che vivono un effettivo disagio che rende difficile, sconsigliato o addirittura impossibile recarsi presso strutture sanitarie locali, possiamo comprendere a pieno l'importanza di un istituto come **l'assistenza domiciliare**.

Infine, e non è da sottovalutare, **l'assistenza infermieristica a domicilio non si limita solo alla cura del paziente**, ma effettua anche un piccolo training a chi lo assiste, che sia un parente oppure una persona assunta come badante, ovvero quello che in gergo viene definito *"caregiver"*.

IN COSA CONSISTE

L'assistenza domiciliare prevede un supporto medico, infermieristico e riabilitativo per persone non autosufficienti, e integra i servizi offerti tramite il medico di base, il pediatra di famiglia, la Guardia Medica e gli altri referenti locali.

Le prestazioni e **i servizi che vengono erogati tramite l'assistenza domiciliare sono molteplici**, dalle visite mediche specialistiche, ad esempio cardiache o nefrologiche, alle sedute di fisioterapia riabilitativa, fino ad arrivare a interventi più complessi e delicati, che sfociano in quella che viene definita *"ospedalizzazione domiciliare"*, della quale parleremo più avanti nel corso di questo articolo.

Ma **come si richiede l'assistenza domiciliare?** Scopriamolo subito.

CHI PUO' RICHIEDERLA E COME

L'assistenza domiciliare è offerta a persone che soffrono di malattie invalidanti acute o croniche, a portatori di handicap fisici e psichici, anziani non autosufficienti, oltre che a malati terminali.

Come si richiede?

Bisogna rivolgersi alla propria ASL di competenza ed effettuare una segnalazione, presentando il caso del paziente bisognoso di cure domiciliari.

La segnalazione può provenire dal medico di base, dall'ospedale in seguito ad un ricovero, da un familiare o dalla persona che assiste il paziente, oltre che dai servizi sociali.

L'ufficio competente dovrà accertarsi delle condizioni del paziente, attraverso una procedura che si chiama *"Valutazione multidimensionale del bisogno"*.

In parole semplici, l'ASL dovrà verificare lo stato del paziente per il quale si richiede l'assistenza, attraverso l'analisi delle cartelle cliniche, lo studio dei referti medici, visita domiciliare o in ospedale.

Se viene individuata l'effettiva necessità di fornire l'assistenza domiciliare al paziente, allora si procede con la *"Presa in carico e definizione del piano assistenziale"*.

L'ASL, quindi, sulla base delle esigenze mediche della persona bisognosa di assistenza, svilupperà un piano all'interno del quale sono indicati i trattamenti a cui sottoporlo, la tipologia di intervento medico, infermieristico o riabilitativo.

Al termine del percorso terapeutico, si procederà con le dimissioni del paziente e l'interruzione **dell'assistenza domiciliare**.

QUANTO COSTA

Come indicato sul sito del **Ministero della Salute**, le prestazioni sanitarie erogate tramite **assistenza domiciliare** sono interamente a carico del Servizio Sanitario Nazionale, fatta eccezione per alcuni servizi.

I **costi da sostenere** per gli interventi infermieristici e di assistenza tutelare sono equamente divisi tra il S.S.N. e il Comune di residenza, oppure il paziente stesso.

Bisogna **verificare la tipologia di copertura offerta dal proprio Comune di residenza**, per avere un quadro preciso dei costi da sostenere per ricevere le cure a domicilio.

PROGRAMMATA OD INTEGRATA

L'assistenza domiciliare si divide in due categorie principali, ovvero l'assistenza programmata e quella integrata.

In cosa consistono?

È molto semplice. Come abbiamo più volte ripetuto fino ad ora, **l'assistenza a domicilio** viene erogata dal **Servizio Sanitario Nazionale** dietro richiesta da parte del paziente o di chi ne fa le veci, e in seguito ad una valutazione dell'ASL competente.

La **tipologia di assistenza** varia a seconda delle reali condizioni del paziente, in questo modo:

L'assistenza domiciliare programmata viene attivata in caso di interventi mirati, limitati nel tempo, ed erogati solo durante il periodo in cui il paziente è affetto da una patologia ed è impossibilitato a recarsi presso strutture mediche pubbliche o convenzionate.

Le cure vengono fornite dal medico di base, dal pediatra di libera scelta o dalle ASL di competenza.

L'assistenza domiciliare integrata è un piano più completo e complesso, che prevede l'erogazione di servizi medici, infermieristici, riabilitativi, socio-assistenziali, e cure palliative per pazienti non autosufficienti.

Insomma, quello di cui abbiamo parlato fino ad ora.

Se il paziente ha una evidente condizione di impossibilità a recarsi presso ospedali, ambulatori e strutture pubbliche o convenzionate per ricevere le cure di cui ha bisogno, allora può essere richiesta la ADI, e **ottenere i trattamenti direttamente presso il proprio domicilio.**

Come indicato dal **Ministero della Salute**, ecco quando è possibile richiedere l'assistenza domiciliare integrata:

- Malattie terminali;
- Malattie progressivamente invalidanti e che necessitano di interventi complessi;
- Incidenti vascolari acuti;
- Gravi fratture in anziani;
- Forme psicotiche acute gravi;
- Riabilitazione di vasculopatici;
- Riabilitazione in neurolesi;
- Malattie acute temporaneamente invalidanti nell'anziano (forme respiratorie e altro);
- Dimissioni protette da strutture ospedaliere.

Il **Servizio Sanitario Nazionale**, in seguito alla ratificazione degli accordi collettivi nazionali della medicina generale e della pediatria di libera scelta, siglati nel 2005 e nel 2009, ha previsto anche **altre forme di assistenza**

domiciliare, oltre a quella programmata e quella integrata.

- Assistenza domiciliare programmata nei confronti dei pazienti non ambulatili (ADP);
- Assistenza domiciliare nei confronti di pazienti ospiti in residenze protette e collettività (ADR);
- Assistenza domiciliare integrata cure palliative (ADICP);
- Assistenza domiciliare per persone con demenza (ADPD).

OSPEDALIZZAZIONE DOMICILIARE

Oltre all'assistenza domiciliare, nelle forme che abbiamo illustrato fino ad ora, **il SSN offre anche il servizio di <u>ospedalizzazione domiciliare</u>**.

In caso di patologie o condizioni cliniche particolarmente complesse, che necessitano di assistenza medica e infermieristica 24h su 24h, allora la struttura ospedaliera può richiedere e predisporre **l'ospedalizzazione domiciliare**, con il proprio personale.

Oltre alle visite mediche e agli interventi infermieristici e assistenziali, **l'ospedalizzazione domiciliare** prevede anche la fornitura di dispositivi e attrezzature, come ad esempio gli erogatori di ossigeno, oppure ausili per la deambulazione.

L'ospedalizzazione dura in media 60 giorni, durante i quali il medico generale e i medici ospedalieri si alternano per le visite e i controlli quotidiani, coadiuvati da infermieri professionisti.

Al termine del periodo di ospedalizzazione, è possibile attivare una **assistenza domiciliare integrata** per il paziente, fino alle dimissioni.

ASSISTENZA SANITARIA INTEGRATIVA

Verifica la tua assistenza potrebbe prevedere una
Assistenza domiciliare di base, per ricevere direttamente
a casa tua:
- Un medico, un infermiere, un fisioterapista
- Medicinali e il prelievo di sangue
- Una collaboratrice domestica per lo svolgimento delle faccende in casa

Assistenza domiciliare integrativa post ricovero, per ricoveri oltre i **4 giorni** con intervento chirurgico (oppure 9 giorni senza intervento), che comprende:

- Organizzazione e prosecuzione del ricovero in forma domiciliare, su richiesta del medico curante
- Prestazioni professionali da parte di personale medico o paramedico
- Prelievi di sangue, ecografie (anche con consegna dell'esito), reperimento di farmaci e di articoli sanitari urgenti
- Pagamento di bollettini postali, acquisto di generi di prima necessità, svolgimento di faccende domestiche, sorveglianza di minori
- Installazione, su richiesta del medico curante, del sistema *distance care,* un metodo di comunicazione audio-video e di trasmissione di dati clinici, utilizzabile da personale medico e paramedico.

14- RICOVERO IN STRUTTURE RESIDENZIALI

"Ogni forma di assistenza fornita a persone non autosufficienti lungo un periodo di tempo esteso senza data di termine predefinita".

COS'E'

Nell'ambito delle prestazioni sociali, l'INPS ha previsto un bando di concorso, chiamato *Long Term Care*, per il riconoscimento di contributi a copertura totale o parziale del costo sostenuto da soggetti con patologie che richiedono cure di lungo periodo e il ricovero nelle Residenze Sanitarie Assistenziali (RSA) o in strutture specializzate.

A differenza di quello che si potrebbe pensare, a causa probabilmente del termine *"care"* utilizzato nel nome completo, le **long term care** non riguardano solo le cure alle quali si devono sottoporre anziani, disabili e non autosufficienti. Quando si parla di **long term care** si fa riferimento a tutte quelle pratiche, preventive e/o curative, che si svolgono su un lungo periodo di tempo onde evitare, laddove possibile, l'insorgere o l'aggravarsi di una **situazione di non autosufficienza**, che non è solo una condizione medica, ma anche economica.

Questo, purtroppo, si traduce in una macchina che arranca, con prestazioni sanitarie non sempre all'altezza di un Paese avanzato, e con strutture iper affollate e spesso gestite male.

In Italia, **il 20,3% degli abitanti ha più di 65 anni ed il 5,6% ha più di 80 anni.** Per fortuna, l'aspettativa di vita media si è alzata nel nostro Paese, ma questo si traduce in tre cose:

- Aumento del costo sostenuto dagli enti previdenziali per l'erogazione delle pensioni;
- Aumento della spesa sanitaria pubblica, perché con l'età subentrano patologie e disturbi vari;
- Aumento della richiesta e della esigenza di badanti e infermiere specializzate, per le cure domiciliari di anziani non autosufficienti.
- Non si può non tenere conto degli effetti che una situazione del genere produce sui conti dello Stato, ma vanno affrontati.
- **Come si può affrontare il problema?**
- Attraverso strumenti che favoriscono la **prevenzione** delle malattie non trasmissibili, in particolare le malattie metaboliche come il diabete e l'ipertensione, molto diffuse in Italia;
- Garantendo assistenza medica a domicilio;
- Sostenendo sistemi alternativi, come i fondi sanitari integrativi e le polizze sanitarie private, che possono sopperire alle mancanze del SSN o, in ogni caso, ridurre i tempi di attesa per le cure necessarie.

DISABILITA' E NON AUTOSUFFICIENZA

Il tema delle **long term care** si incontra, necessariamente, con quello della **disabilità** e della **non autosufficienza**, che in Italia è particolarmente sentito.

Inoltre, va detto che **non tutti i disabili sono non autosufficienti**, perché i sordi, i muti, ciechi – seppur destinatari, a ragione, di un'attenzione particolare – non necessitano di **assistenza domiciliare integrata**, così come è importante sottolineare che **non tutti i non autosufficienti sono anziani**.

Purtroppo, non esiste un sistema di rilevazione standard, omogeneo e preciso, che ci consenta di dire con esattezza quanti sono i cittadini italiani non autosufficienti, ma secondo alcune stime riconosciute attendibili, si tratterebbe di circa **1.700.000 persone, di cui 1.100.000 anziani**.

L'INTERVENTO DEI FONDI SANITARI INTEGRATIVI

Come abbiamo accennato prima, in Italia si è registrato, negli ultimi anni, un **aumento considerevole della spesa sanitaria privata**, molto più della media europea.

Il 14% di questa spesa è veicolata dai **Fondi di assistenza sanitaria integrativa**, a ulteriore conferma della **necessità di strutturare un sistema misto pubblico/privato**, per fare in modo che la sanità generale non collassi.

I **Fondi sanitari**, in particolare quelli contrattuali, potrebbero **intercettare parte rilevante del welfare aziendale** aprendo le coperture sanitarie e assistenziali ai familiari dei lavoratori iscritti.

Questa potrebbe essere la modalità in cui l'impresa, coprendo in tutto o in parte il costo del contributo, contribuisce a **rendere migliore lo stile di vita del suo lavoratore** il quale non potrà non fidelizzarsi sempre di più.

In ultimo, va evidenziato che il **Fondo di assistenza sanitaria integrativa** avrà modo di rilasciare prestazioni di assistenza con servizi avanzati e su misura non limitandosi – come fa troppo spesso il SSN – a contributi monetari, lasciando comunque in capo alla famiglia il problema dell'assistenza.

15 – L'IMPORTANZA DELLA PREVENZIONE

Disporre di una **assistenza integrativa** consente di operare una corretta **prevenzione** e, in caso di necessità, sottoporsi a cure e interventi con maggiore serenità.

Spesso lo sottovalutiamo, ma **gli accertamenti diagnostici** sono di primaria importanza, sia per gli adulti che per i bambini, perché le **patologie** sono collegate a numerosi altri disturbi che difficilmente associamo ad esse, come il diabete o malattie cardiache.

Molti Fondi Sanitari Integrativi promuovono la prevenzione con prestazioni effettuabili **gratuitamente presso le strutture convenzionate.**

PREVENZIONE ONCOLOGICA

Il **trattamento dei tumori** ha fatto passi da gigante negli ultimi decenni, grazie ai progressi medici, scientifici e tecnologici, e tutti gli studi sono concordi nel confermare la sempre maggiore importanza della **prevenzione oncologica**, al fine di prevenire l'insorgenza della patologia.

Purtroppo, secondo le rilevazioni **dell'Organizzazione Mondiale della Sanità**, il numero di pazienti a cui viene diagnosticato un tumore aumenta ogni anno di più, sottolineando, però, che è possibile ridurre il rischio attraverso una corretta e costante azione preventiva.

Oltre alla **prevenzione medica**, che consiste nel sottoporsi a una serie di **prestazioni diagnostiche particolari**, ci sono molte altre cose che si possono e si devono fare.

Vediamo insieme **come prevenire i tumori**, seguendo le indicazioni delle organizzazioni mediche e scientifiche più autorevoli, come **l'OMS**.

IL CODICE EUROPEO CONTRO IL CANCRO

L'Organizzazione Mondiale della Sanità ha stilato una lista, il **Codice Europeo contro il cancro**, composta da 12 punti, che rappresenta un vero e proprio vademecum per la **prevenzione contro i tumori**.

A una prima lettura, possono apparire come semplici consigli di buon senso, in realtà è molto di più. Si tratta, a tutti gli effetti, di una lista che può salvarci la vita, se seguita in modo rigoroso.

1. Non fumare;
2. Rendi la tua casa libera dal fumo;
3. Mantieniti in forma;
4. Svolgi attività fisica ogni giorno;
5. Segui una dieta sana, basata sul consumo di cereali integrali, legumi, frutta, verdura. Evita cibi ricchi di zuccheri e grassi e riduci il consumo di carne, in particolare quelle conservate (i salumi, ad esempio);
6. Limita o elimina del tutto il consumo di alcolici;
7. Evita un'eccessiva esposizione al sole;
8. Lavora in sicurezza, informandoti sulle sostanze chimiche con le quali entri in contatto;
9. Verifica le concentrazioni di radon in casa, un gas cancerogeno presente in alcuni materiali da costruzione;
10. Per le donne, valgono due indicazioni specifiche: è stato studiato che l'allattamento al seno riduce il rischio di cancro per la madre, quindi si consiglia, laddove possibile, di allattare il proprio figlio fino ad almeno i 6 mesi di età. Inoltre, è necessario tenere sempre a mente che la terapia ormonale sostitutiva (TOS)

aumenta il rischio di alcuni tipi di cancro, quindi è preferibile, salvo esigenze mediche specifiche, limitarne l'uso;

11. Vaccina i tuoi, in particolare per: l'epatite B per i neonati e il papilloma virus umano (HPV) per le ragazze.

12. Effettua periodicamente lo screening per il cancro dell'intestino, del seno e del collo dell'utero.

Come si legge sul sito dell'OMS,

"Circa la metà di tutti i tumori potrebbe essere evitata se tutti seguissero le raccomandazioni contenute nel Codice europeo contro il cancro."

Bisogna ricordare che **queste raccomandazioni non hanno effetti positivi solo sulla prevenzione dei tumori**, ma anche di altre patologie, come le malattie cardiovascolari, respiratorie, ma anche il diabete.

Quando si parla di **prevenzione oncologica** bisogna essere molto seri e onesti, per evitare di creare false speranze nei pazienti e, soprattutto, diffondere informazioni scorrette.

Ogni essere umano può ammalarsi di cancro, per cause comportamentali, ambientali o genetiche.

Queste cause vengono definite *"fattori di rischio"*.

Un **fattore di rischio** è una qualunque causa che possa essere, direttamente o indirettamente, motivo della formazione di un **tumore**. Esistono **due tipologie di fattori di rischio**, quelli modificabili e quelli non modificabili.

Nel primo caso, ci riferiamo a tutte quelle condizioni che non possiamo controllare, legate al sesso, all'età, al codice genetico. Nel secondo caso, invece, parliamo di cause comportamentali o ambientali, come ad esempio il fumo di sigaretta.

La prevenzione oncologica agisce sui fattori di rischio modificabili, perché è ormai riconosciuto unanimemente dalla comunità scientifica che seguire uno stile di vita adeguato può contenere in modo consistente l'insorgenza di un tumore.

La prevenzione oncologica si divide in tre fasi, la **prevenzione primaria, secondaria e terziaria.**

Vediamo insieme di cosa si tratta.

PREVENZIONE PRIMARIA

La **prevenzione primaria contro i tumori** consiste nel seguire uno **stile di vita sano**, praticando attività fisica, alimentandosi in modo adeguato, evitando fumo e alcolici.

Rientrano in questa fase anche la **vaccinazione per il virus dell'epatite B**, importante per prevenire il cancro al fegato, e per il **Papilloma virus umano**, principale causa del cancro alla cervice uterina.

PREVENZIONE SECONDARIA

La **prevenzione secondaria** consiste nella **diagnosi precoce**, che aiuta a individuare il tumore in una fase preclinica, che coincide con il periodo tra l'insorgenza biologica della malattia e la manifestazione dei primi sintomi.

Questo consente un **trattamento molto più efficace**, riducendo gli effetti della malattia sull'organismo.

Rientrano in questa fase gli **screening** che il Ministero della Salute consiglia, attraverso **programmi nazionali di prevenzione secondaria**, come la mammografia o il Pap test.

PREVENZIONE TERZIARIA

La **prevenzione terziaria** riguarda i trattamenti finalizzati alla riduzione del **rischio di recidive**, dopo un periodo di chemioterapia e radioterapia, e di eventuali metastasi.

Continuare a curarsi e ad avere uno stile di vita sano è fondamentale sempre, anche e soprattutto dopo l'insorgenza della malattia.

COME AFFRONTARE GLI ESAMI IN SERENITA'
Il **Servizio Sanitario Nazionale** ha attivato, nel corso degli anni, molti programmi di screening e di diagnosi precoce gratuiti, per dare un aiuto concreto alla lotta contro il cancro.

Però, visite mediche specialistiche, analisi cliniche, esami diagnostici, sono spesso a carico del paziente, che non può sempre attendere i tempi delle strutture pubbliche.

Poter usufruire dei **vantaggi di un'assicurazione sanitaria privata**, che copra per intero o parzialmente le spese mediche da sostenere, può davvero fare la differenza.

Recandosi presso le **strutture convenzionate con il proprio piano assicurativo**, è possibile effettuare esami e visite specialistiche – se riconosciute dalla polizza – senza doversi preoccupare per il loro costo, spesso ingente.

Urge, quindi, **spingere sulla prevenzione** per poter migliorare le condizioni di salute dei cittadini e ridurre drasticamente la spesa pubblica per la sanità.

È scientificamente dimostrato da numerosi studi che **con l'avanzare dell'età** – in particolare dopo i 40 anni – **i fattori di rischio aumentano esponenzialmente**, e si rende ancora più importante sottoporsi a controlli medici, clinici e diagnostici per **prevenire i sintomi delle malattie non trasmissibili** di cui abbiamo parlato in precedenza.

Il mio giudizio sulla **prevenzione** è cambiato negli ultimi anni, soprattutto di fronte all'evidenza del fallimento di molte speranze. Infatti, contrariamente a quanto si può credere, molte patologie vengono curate in tempo non perché scoperte dal medico su un paziente ignaro, ma perché il paziente, in presenza di sintomi, va "prima" dal medico.

In sostanza, il motore primo della prevenzione non è il medico, ma il paziente stesso.

Il business

In molti casi dietro a una prevenzione troppo zelante non c'è solo la voglia di onnipotenza e/o di fama del medico, ma anche enormi interessi commerciali. Basta cambiare un parametro e milioni di persone si ammalano. Non è una battuta, ma la squallida realtà.

Modificando la glicemia a digiuno da 140 a 126 il numero dei "diabetici" aumenta del 14%; se si modifica la pressione sistolica da 160 a 140 e la diastolica da 100 a 90 il numero degli ipertesi aumenta del 35%; se si cambia il T score da 2,5 a 2, l'osteoporosi femminile aumenta dell'85%; infine se si modica il colesterolo totale da 240 a 200 aumenta dell'85% il numero degli iperlipidemici. E moltissime di queste persone sono sane.

Clamoroso il caso del colesterolo: dapprima si è scoperto che il solo colesterolo totale non aveva senso, ma che occorreva considerare anche il colesterolo buono, poi si è visto che in persone non ipertese e non fumatrici il ruolo del colesterolo era marginale.

Altro caso clamoroso quello del PSA. Scopo dell'esame del PSA doveva essere quello di portare a una notevole riduzione delle morti da cancro alla prostata (un tipo di tumore fra i più frequenti nei soggetti di sesso maschile); questo perché detto esame doveva facilitarne una diagnosi precoce. Sfortunatamente le cose non sono andate come si sperava.

Infine, come non citare l'inutile mammografia, sicuramente ininfluente nelle donne sotto ai 50 anni e molto dubbia per quelle sopra: in caso di mammografia positiva si effettua sempre un'ecografia, e allora perché (a prescindere da altre considerazioni) non fare subito l'ecografia come screening di massa?

L'elenco è molto lungo e potrebbe continuare; la cosa grave è che spesso medici poco aggiornati continuano a prescrivere pillole su pillole per la gioia delle industrie farmaceutiche, spesso ignorando il consiglio al paziente di un miglior stile di vita.

Che fare?

La prima cosa da fare è capire che

Attualmente la medicina non può curare tutto.

Esistono molti tumori (come quello alla prostata) che possono avere tempi molto lunghi (tant'è che dubbie medicine alternative se ne servono per millantare guarigioni), altre situazioni che non sono realmente prevedibili, altre infine che sono del tutto incurabili.

La prevenzione dovrebbe essere affidata al singolo acculturandolo in modo da diminuire i costi sociali ed evitare tante inutili procedure.

Ognuno deve diventare il primo medico di sé stesso: una donna deve essere in grado di <u>autopalparsi il seno</u> e chiunque dovrebbe capire se il sangue che vede nelle feci è dovuto alle emorroidi o può avere una causa diversa. Analogamente è abbastanza inutile la visita dall'otorinolaringoiatra per un over 60 se questi è abbastanza scrupoloso da eseguire una visita audiologica fai da te (basta una televisione per spaziare su tutto il range di frequenze) e capire se ha avuto un abbassamento dell'udito.

La stragrande maggioranza delle malattie "prevenute" lo è grazie al paziente, non grazie ai medici e l'importanza della prevenzione è aumentata perché nella popolazione sono aumentate (in media) le conoscenze mediche. Poi, ovviamente, si facciano pure gli esami classici, che però completano il quadro, non lo dipingono.

La prevenzione di base

Per prevenzione di base si deve intendere la prevenzione attuata da un soggetto perfettamente asintomatico, sano e con un ottimo stile di vita; è ovvio che in essa si debbano poi inserire tutti i controlli periodici per soggetti che presentano patologie o importanti fattori di rischio. La prevenzione deve mediare tra superficialità (gli esami sono inutili... se mi tocca mi tocca...) e ipocondria (esagerata paura delle malattie). Vediamo quali strategie mettere in atto.

Pressione arteriosa – I valori massimi consigliati sono 140 per la pressione sistolica e 90 per quella diastolica. Per ulteriori approfondimenti si veda il nostro articolo *Ipertensione (pressione alta)*.

Peso – Valori consigliati per gli uomini: IMC non superiore a 22 oppure massa grassa non superiore al 12%; per le donne IMC non superiore a 20 oppure massa grassa non superiore al 20.

Attività fisica – Superamento del *Fit People Test* (*Percorri camminando o correndo – eventualmente alternando –*

dieci chilometri. Se ci impieghi più di un'ora hai fallito il test).

Denti – Visita e pulizia annuale.

Visita oculistica – Anche per chi non ha problemi nella visione, dopo i 50 anni è opportuno eseguire ogni 5 anni una **visita oculistica** per la prevenzione di patologie oculari legate all'età.

Esami del sangue – Dopo i 20 anni di età si effettui un controllo ogni 5 anni; dopo i 40 anni si effettui un controllo ogni due anni e dopo i 50 anni, un controllo ogni anno.

È importante verificare l'indice di rischio del colesterolo (colesterolo totale/colesterolo HDL) che deve essere inferiore a 5 negli uomini e minore di 4,5 nelle donne.

La **glicemia** deve essere inferiore a 100 mg/dl, mentre la Gamma-GT deve essere minore di 20 UI.

Elettrocardiogramma (ECG) – Si effettui un ECG nell'età dell' adolescenza e un ECG annuale dopo i 50 anni di età. Chi pratica attività fisica a media intensità deve effettuare un ECG sotto sforzo ogni anno.

Ecodoppler – Eseguire un ecodoppler carotideo dopo i 50 anni. In presenza di un fattore di rischio cardiovascolare (fumo, sovrappeso, elevato indice di rischio del colesterolo, ipertensione arteriosa) il controllo deve essere annuale

Tumore al seno – Autopalpazione mensile ed ecografia annuale dopo i 40 anni

Tumore all'utero – Effettuare periodicamente un *pap test*.

Tumore al colon-retto – Dopo i 50 anni si verifichi ogni episodio di sangue nelle feci.

Osteoporosi – Ogni due anni dovrebbero effettuare una mineralografia ossea computerizzata (MOC) le donne che soffrono di amenorrea o disturbi del ciclo mestruale; ogni tre anni dovrebbero farlo le donne in menopausa, mentre è consigliata una MOC annuale a uomini e donne over 60.

Melanoma – Esame dermatologico dopo i 40 anni e autoverifica attenta secondo lo schema ABCDE

FARE LA LISTA SPESA SALUTE

Da dove nasce l'esigenza di fare la spesa SALUTE?
 Principalmente dal fatto che si risparmia di più.
E poi diciamocelo, chi ha il tempo per andare dal medico tutti i giorni?
 I super organizzati riescono con una semplice tabella.
La **lista della spesa**: ovvero il piano d'attacco. Fare un elenco di ciò che si dovrà fare ci aiuta a tenere i piedi per terra, cioè a non seguire le tentazioni e gli impulsi del momento, ci aiuta a ricordare cosa davvero è il momento di controllare.

In base al sesso, all'età, alla sanitaria integrativa di cui disponiamo, ai pacchetti offerti dal Servizio Sanitario Nazionale, e perché no dalle offerte vantaggiose che arrivano dai Centri Medici Privati.

16 – PREVENZIONE ODONTOIATRICA

La **prevenzione odontoiatrica** è molto importante, non a caso il **Ministero della Salute** ha stilato un **vademecum**, una lista di pochi e semplici **consigli per prendersi cura dei propri denti e della propria bocca.**

Si tratta, di fatto, di **indicazioni di carattere generale**, che vanno dal lavarsi i denti dopo i pasti alla pulizia completa effettuata da un medico.

Dalla salute dei nostri denti deriva la nostra capacità di masticare correttamente, che influisce in modo diretto sull'apparato digerente, sul funzionamento delle articolazioni della mandibola, senza sottovalutare l'impatto psicologico che può provocare una patologia dentale.

Si pensi, banalmente, ad un bambino che è costretto a portare un **apparecchio ortodontico**, esponendosi alle prese in giro dei suoi coetanei.

Purtroppo, **le cure odontoiatriche vengono spesso rimandate a causa dei costi non sempre accessibili a tutti**, e questo mette a rischio la salute non solo dentale, ma di tutto il corpo.

Una soluzione a questo problema è la **sottoscrizione di un piano di assistenza odontoiatrica integrativa**, che copra le spese da sostenere per la prevenzione, la cura e gli esami clinici necessari.

Il **decreto legislativo n.502/92**, regolamenta i **fondi di assistenza sanitaria integrativa** nel nostro Paese, con l'obiettivo di consentire ai cittadini di potersi curare in modo adeguato anche al di fuori del regime sanitario nazionale.

L'articolo 9 del decreto individua i **campi di intervento dei fondi integrativi**, comprendendo anche **l'assistenza odontoiatrica**:

"L'assistenza odontoiatrica, limitatamente alle prestazioni non a carico del Servizio sanitario nazionale e comunque con l'esclusione dei programmi di tutela della salute odontoiatrica nell'età evolutiva e dell'assistenza odontoiatrica e protesica a determinate categorie di soggetti in condizioni di particolare vulnerabilità."

COSA VUOL DIRE?

Il cittadino può sottoscrivere un fondo di assistenza sanitaria integrativa che preveda una copertura odontoiatrica, relativamente alle prestazioni che non sono coperte dal Servizio Sanitario Nazionale.

ASSISTENZA ODONTOIATRICA INTEGRATIVA

Quasi sempre le **prestazioni odontoiatriche** vengono erogate da studi privati, con costi spesso importanti.

Sottoscrivendo un **piano di assistenza odontoiatrica integrativa**, si possono ottenere cure dentali in base alle proprie esigenze, nelle modalità previste dal contratto sottoscritto, **recandosi** presso strutture convenzionate, ed esibendo la documentazione clinica in possesso del paziente (radiografie, referti, ecografie, ecc.).

17 – MATERNITA'

Il congedo di maternità è un periodo che andrebbe vissuto con serenità e tranquillità, ma comporta anche una serie di preoccupazioni, legate all'astensione dal lavoro, alle visite mediche e alle relative spese da affrontare – per coprire le quali è possibile sottoscrivere un **pacchetto maternità**, del quale parleremo più avanti in questo articolo – e, in caso di prima **gravidanza**, all'inesperienza.
L'ordinamento giuridico italiano, per fortuna, tutela le donne, durante e dopo la gravidanza. Vediamo insieme come.
Il **congedo di maternità** è un periodo di astensione dal lavoro riconosciuto ad una donna durante il **periodo di gravidanza e di post parto**.
Possono richiederlo le lavoratrici assunte con contratto a tempo indeterminato, determinato, di apprendistato, le lavoratrici parasubordinate e le socie lavoratrici di società cooperative.
Anche le **lavoratrici autonome**, iscritte alla gestione separata dell'INPS, possono richiedere il congedo di maternità, a patto che nei 12 mesi precedenti risultino versati almeno tre mesi di contributi alla cassa previdenziale.

IN COSA CONSISTE

Come indicato nella scheda informativa presente sul sito dell'Inps, il **congedo di maternità** si applica sia al periodo precedente al parto che a quello successivo, per un totale di **5 mesi**, con le seguenti modalità.

PRIMA DEL PARTO

Il **congedo di maternità** può essere richiesto a partire dai 2 mesi precedenti la data presunta del parto, che ovviamente è flessibile e può variare a seconda dei casi.

È possibile, in caso di **gravidanza a rischio** certificata dal medico, anticipare il congedo.

DOPO IL PARTO

Il **congedo** si estende ai 3 mesi successivi al parto. In caso di parto anticipato rispetto alla data presunta, si aggiungono i giorni non goduti al calcolo dei tre mesi, anche qualora il totale dovesse superare il limite complessivo dei 5 mesi.

L'INDENNITA'

Le lavoratrici in congedo di maternità hanno diritto a un'indennità pari all'80% della retribuzione giornaliera, calcolato sull'ultima busta paga utile precedente alla richiesta.

L'indennità è, invece, pari al 100% per le dipendenti pubbliche e per alcune forme di CCNL; ad esempio, il **contratto nazionale multiservizi**, prevede la corresponsione della retribuzione intera per i primi 4 mesi di assenza.

Il datore di lavoro provvede ad anticipare tale somma alla lavoratrice, per tutto il periodo del congedo.

Per alcune tipologie di contratti – ad esempio le lavoratrici stagionali, quelle autonome iscritte alla gestione separata dell'INPS oppure le braccianti agricole – è l'INPS a versare l'indennità direttamente alla persona interessata.

SPESE MEDICHE

Il periodo del congedo di maternità, ma più in generale quello della **gravidanza**, andrebbe vissuto con serenità, per consentire alla donna e al futuro nascituro le migliori condizioni possibili durante la dolce attesa.

Purtroppo, **sono molte le fonti di stress**, non solo fisico ma anche psicologico, a cui le donne sono sottoposte durante la gravidanza.

Un elemento di stress, ad esempio, è rappresentato dalle **spese mediche da affrontare durante la gravidanza.**

Dalle visite ginecologiche alle ecografie, passando per l'acquisto di integratori e altri prodotti prescritti durante la dolce attesa, il conto diventa abbastanza salato, è inutile negarlo.

In Italia, mediamente, **il costo per una singola visita ginecologica si aggira intorno ai 100,00 €**, ai quali vanno aggiunte le spese relative a esami diagnostici e clinici connessi, come le analisi ematologiche o il pap test.

Altra voce di spesa consistente è rappresentata dalle **ecografie durante la gravidanza**, che vanno effettuate per controllare la crescita del bambino.

LE ECOGRAFIE

- Prima ecografia a 6-8 settimane;
- Seconda ecografia a 20 settimane;
- Una ecografia morfologica, intorno alla 21esima settimana;
- Un'ultima ecografia, entro la 34sima settimana.

Il Servizio Sanitario Nazionale garantisce tre ecografie gratuite, se effettuate in strutture pubbliche, ma spesso le liste d'attesa non consentono di usufruire del servizio nei tempi e nelle modalità opportuni.

Mentre le ecografie di controllo vengono, solitamente, effettuate dal ginecologo di fiducia nel proprio studio, e il costo è compreso nella visita, per la **morfologica** si rende necessario rivolgersi ad una struttura privata, o convenzionata con il SSN. In questi casi, **il costo medio è di € 150,00**.

Un esame molto costoso, oltre che delicato, è **l'amniocentesi**, una procedura utile ad effettuare una diagnosi prenatale sul feto, per verificare la presenza di problemi cromosomici, come ad esempio la sindrome di Down.

L'amniocentesi ha un costo che va dai 600,00 € ai 1000,00 €, se effettuata presso una struttura pubblica o convenzionata con il SSN. Per le donne che hanno più di 35 anni, o in casi di riscontrati fattori di rischio, l'esame è gratuito.

SANITARIA INTEGRATIVA

Per affrontare queste spese e questi esami necessari e importantissimi senza doversi preoccupare, è consigliabile verificare se nel **fondo di assistenza sanitaria integrativa**, sia previsto un pacchetto maternità.

18- MEDICI DI FAMIGLIA
"UN'ARIA FAMILIARE!"

IL MEDICO DI FIDUCIA…MA…
Alza la mano se non ha mai criticato nemmeno una volta il tuo medico di famiglia: non lo trovo, non mi risponde al telefono, mi dedica poco tempo, mi prescrive solo quello che vuole lui…

Ma siamo proprio sicuri di avere sempre ragione?
Conosciamo tutti i nostri diritti, ma anche i nostri doveri.
E' il medico di tutti i cittadini italiani sopra il sedicesimo anno di età (prima c'è il pediatra)

LA SUA DISPONIBILITA'
I GIORNI E GLI ORARI IN AMBULATORIO
Conosci per quanti giorni alla settimana e per quante ore puoi trovare il medico in ambulatorio?

Il medico di medicina generale (M.M.G.) deve essere presente in ambulatorio tutti i giorni feriali, con un orario che dipende dal numero dei suoi assistiti: il medico che ha fino a 500 assistiti deve essere presente per almeno 1 ora al giorno, per 5 giorni alla settimana; fino a mille assistiti il suo impegno minimo in studio deve essere di 2 ore al giorno, per 5 giorni alla settimana; fino a 1500 pazienti deve assicurare una presenza minima di 3 ore al giorno per 5 giorni settimanali.
L'orario di lavoro minimo non corrisponde però alla durata dell'attività, perché tutti i pazienti che accedono all'ambulatorio entro l'orario stabilito devono essere ricevuti. In pratica, anche se l'orario è terminato, il medico

non può rifiutarsi di visitare un assistito già in attesa. Inoltre, l'impegno del medico comprende le visite a domicilio, nonché la partecipazione alle attività di distretto organizzate dalla Asl.

LA REPERIBILITA'
Puoi telefonare al medico il sabato? E nei giorni festivi?

Il sabato, salvo diversi accordi regionali o di Asl, il medico deve essere reperibile al telefono per 2 ore, dalle 8 alle 10, per rispondere a richieste non differibili, che dovrà soddisfare entro le 14.

Qualche esempio di necessità "non differibile": può esserlo quella di una visita a domicilio, o di una certificazione di malattia per un lavoratore turnista; non lo è la prescrizione di un esame diagnostico cui sottoporsi nei giorni successivi.

Quindi, se il medico ritiene giustificata la richiesta di una visita a domicilio che gli è arrivata la mattina del sabato, dovrà andare a casa del paziente entro le 2 del pomeriggio. Superate quelle ore del sabato, il paziente ha il diritto-dovere di rivolgersi alla guarda medica.

Può accadere, però, che il medico di famiglia debba impegnare il sabato mattina per partecipare a corsi di formazione obbligatoria, per esempio in relazione a progetti disposti dalla Asl; in questi casi la Asl anticipa al mattino del sabato il servizio di guardia medica, così da assicurare ugualmente la continuità assistenziale.

Le stesse regole del sabato valgono per i giorni prefestivi, ma se in quel giorno della settimana, per esempio il giovedì, il medico ha abitualmente attività di ambulatorio dalle 8 alle 14, dovrà essere presente.

Domeniche e giorni festivi, infine, sono "**domeniche e festivi**" anche per il medico di famiglia, a parte alcune eccezioni, poche, di specifici accordi regionali.

L'ACCESSO LIBERO IN AMBULATORIO SENZA APPUNTAMENTO
È giusto che il mio medico mi riceva solo se ho preso l'appuntamento?
Può limitare l'accesso in ambulatorio e, per esempio, dirmi: ci sono già troppi pazienti in attesa, torni domani?

Il Medico può adottare la formula degli appuntamenti, ma questo non significa che di fronte a una richiesta non differibile entro l'orario di ambulatorio possa rifiutarsi di assolverla. In questo caso non può mandare via un paziente che arrivi in studio senza appuntamento.

TELEFONATE AL DOTTORE
Se chiamo il medico di famiglia al telefono, è forse mio diritto che risponda?
In linea teorica, il medico di medicina generale dovrebbe garantire 2 ore di "reperibilità telefonica" al giorno, dalle 8 alle 10, per le richieste non differibili, da soddisfare entro le 14.
Ma con l'avvento dei cellulari la questione è diventata più complicata: il dottore, se ritiene, può rendersi contattabile in studio, magari con l'ausilio di un collaboratore, poi sul cellulare, per tutta la giornata. E se gli vengono espresse esigenze non differibili, deve intervenire "prima possibile.
Sia chiaro, però, che non parliamo di e "prima possibile" in studio, magari con l' ausilio di un collaboratore del

Pronto soccorso. Se il medico sta visitando in ambulatorio non può certo abbandonare tutti, per correre al capezzale di un altro paziente. Insomma, su una più ampia reperibilità telefonica non ci sono obblighi, e il medico, da una parte ha la necessità di farsi rintracciare il più possibile per conservare la fiducia dei pazienti, dall'altra si espone a un impegno non sempre facile da assolvere. Comunque, se un paziente ritiene che il dottore scelto non offra una sufficiente reperibilità, ha diritto di cambiarlo.

DIAGNOSI AL TELEFONO
È corretto che il medico faccia diagnosi e dia prescrizioni al telefono?

Sì, e la risposta è sorretta da una sentenza di qualche anno fa.
Riassumiamo la vicenda: a un medico di famiglia, che aveva rifiutato una richiesta di visita domiciliare e aveva prescritto direttamente al telefono alcuni farmaci a un suo paziente, si contestava l'omissione di atti d'ufficio.
Il giudice, però, ha assolto quel professionista, affermando che il medico di medicina generale è l'unico soggetto che può prescrivere telefonicamente a un proprio assistito una terapia di primo livello, quando abbia la piena conoscenza della patologia e delle caratteristiche del paziente.

VISITE VIA INTERNET
Se contatto il mio medico via internet, è come se mi " visitasse" di persona?

Il computer e i più nuovi sistemi di messaggistica mobile possono essere usati dal medico di famiglia, così come da qualunque altro medico, considerando con molta attenzione le diverse situazioni. In alcuni casi questi sistemi possono aiutare: per esempio, il paziente potrebbe scattare la foto di un'eruzione cutanea e inviarla al dottore, consentendogli così di decidere rapidamente una prima possibilità di trattamento.

Ma nel caso di una situazione più complessa, che abbia bisogno di un approfondimento, il computer non può certo sostituire il vero contatto diretto medico-paziente.

RICETTE A DISTANZA
Ma il medico di famiglia non potrebbe inviarmi le ricette via computer?

Sarebbe possibile soltanto in presenza di un processo di autorizzazione e identificazione da parte del paziente, cioè con la totale sicurezza che la ricetta arrivi su un sistema protetto accessibile solo all'assistito. Altrimenti, potrebbe essere messa a serio rischio la privacy di dati sensibili.

Ricordiamoci che, perfino quando un paziente chiede al suo medico di consegnare una ricetta a un familiare, la prescrizione andrebbe messa in busta chiusa, per riservatezza.

LE VISITE A CASA - REGOLE
Quando posso chiedere al mio medico di famiglia una visita a domicilio? E lui può rifiutarsi di venire?

Mentre nella normativa per la pediatria di base si dice chiaramente che è il medico a decidere se una visita a domicilio è realmente necessaria, per i medici di famiglia la questione non è altrettanto ben definita, In linea teorica, come già detto, la visita richiesta tra le 8 e le 10 va effettuata entro le 14.

Il paziente può richiedere una visita a casa anche più tardi, sulla base della reperibilità del medico, ma la valutazione sui tempi di risposta è lasciata al dottore, che – come è stabilito nell'Accordo nazionale – dovrà farla "prima possibile".

Ciò significa che il comportamento del medico può dipendere, oltre che dalle caratteristiche della specifica richiesta, anche da questioni organizzative.

Ma facciamo, anche qui, un esempio: poniamo che un paziente chieda la visita domiciliare all' inizio dell' orario di ambulatorio, il cui impegno però si protragga fino all' ora in cui entra in attività la guardia medica; il dottore, in questo caso, potrebbe decidere di rinviare la visita domiciliare al giorno successivo.

È evidente, allora, che sulla discussa questione delle visite domiciliari si confrontano da un lato la competenza del medico in merito alla patologia e a ciò che ritiene utile rispetto alla condizione di quel paziente, dall'altro la possibilità dell' assistito insoddisfatto di cambiare dottore.

È ldisfatto di cambiare dottore. to i che ritiene ut "
ldisfattodi fatto il rapporto.

ASSENZA – A CHI RIVOLGERCI IN ALTERNATIVA
Dove vado se lo studio è chiuso per ferie?

Il medico di famiglia può assentarsi dal lavoro — per le motivazioni previste dall'Accordo nazionale: malattia, assistenza a familiari con handicap, attività di volontariato o di emergenza.

Deve sempre darne comunicazione alla Asl e a volte essere autorizzato. Può chiedere alla Asl, con 15 giorni di anticipo, fino a 30 giorni di "ristoro psicofisico". In teoria, dovrebbe essere la Asl ad avvisare gli assistiti. Il medico comunque ha l'obbligo, e la convenienza, di informare i pazienti. Se l'assenza non supera i 30 giorni il dottore deve scegliere un sostituto, pagandolo (dal 31esimo giorno, il medico perde parte della retribuzione e il sostituto è pagato dalla Asl).

QUANTI PAZIENTI PUO' AVERE UN MEDICO DI FAMIGLIA

Mille assistiti per ciascun medico di medicina generale è il rapporto considerato "ottimale" (in base ad accordi regionali, tale rapporto può variare, fino a raggiungere i 1300 assistiti.
 Il numero massimo («massimale») di pazienti è di fatto 1500, anche se, in virtù di un diritto acquisito per vecchi accordi nazionali, alcuni medici hanno in carico anche 1800 pazienti. La media nazionale è comunque di un medico ogni 1150 assistiti (in Lombardia la media è di 1 ogni 1300 pazienti, nel Lazio di 1 ogni 1000.

COME CAPIRE CHI FA PER NOI
Sulla base di quali informazioni scegliamo il medico di famiglia?
Possiamo conoscere il suo curriculum?
Sapere quanti pazienti segue?
Quali sono i suoi orari di attività?

Informare l'assistito che deve scegliere il medico di medicina generale è compito dell'Azienda sanitaria.
 Il cittadino ha diritto di consultare l'elenco dei medici e di conoscere di ciascun dottore il curriculum con eventuali specializzazioni, il numero di pazienti che deve seguire (il cosiddetto "massimale"), gli orari di apertura del suo ambulatorio, nonché le caratteristiche di organizzazione

della sua attività (se ha l'assistente di studio, l'infermiere, se è in rete, se opera in associazione con altri colleghi). Purtroppo non tutte le Asl forniscono le informazioni previste.

IL MEDICO CI PUO' RIFIUTARE COME PAZIENTI
Ma il medico può rifiutarsi di prendere in carico un paziente?

Nessun paziente può essere rifiutato, ma il medico può ricusare un assistito nel momento in cui sorgano problemi che mettono in discussione il rapporto fiduciario.
In questo caso il medico presenta una richiesta alla Asl e il paziente viene avvisato. Durante il mese successivo il dottore resta comunque responsabile dell'assistenza, in modo che l'assistito ricusato abbia il tempo per scegliere un altro medico.

IL MEDICO E I SUOI PAZIENTI IN OSPEDALE
Il medico di famiglia deve seguire i suoi pazienti ricoverati?

Non è tenuto, ma su richiesta del malato potrebbe assumersi questo impegno; tuttavia i colleghi ospedalieri non hanno obbligo di confrontarsi con lui.
Quindi, al massimo, può predisporre una sintesi delle condizioni del paziente, da consegnare al momento del ricovero.

LE PRESCRIZIONI – LIMITI DEL MEDICO
Ci sono farmaci o esami che il medico di medicina generale non può prescrivere?

Sì, ci sono alcune Regioni, per esempio, consentono la prescrizione di determinate tipologie di farmaci e prestazioni diagnostiche solo in presenza di specifiche condizioni patologiche, prevedendo a volte sanzioni per il medico che non rispetti le limitazioni.

Altri medicinali possono essere prescritti solo in casi prestabiliti (nelle "note" al prontuario) o in base a piani terapeutici specialistici (è il caso, per esempio, dei farmaci "innovativi") per decisione dell'Agenzia italiana del farmaco.

LE PRESCRIZIONI – RICETTE RICHIESTE DA ALTRI DOTTORI

Può il mio medico rifiutarsi di prescrivere ciò che è stato indicato da uno specialista o dall'ospedale?

Nessun medico è tenuto a prescrivere quello che ha indicato un altro professionista, perché di ogni prescrizione si assume pienamente la responsabilità.

Di fatto, però, si creano spesso situazioni fraintese dal paziente.

Ad esempio, un ospedaliero che prescrive un farmaco attraverso un piano terapeutico condiziona fortemente la decisione del medico di famiglia.

Questi potrebbe con pieno diritto ritenere adatto un altro medicinale, anche in base alla conoscenza più approfondita del suo paziente.

Ma un rifiuto rischia di mettere in discussione il rapporto fiduciario con l'assistito, che spesso ragiona come se esistesse una sorta di "gerarchia delle fonti": in alto sta lo specialista, in posizione subordinata il medico di famiglia. Così, circa il 50 per cento della spesa prodotta dai medici di medicina generale può risultare indotta da specialisti.

LE PRESCRIZIONI – GENERICI O NO

Il medico di famiglia deve preferire i farmaci che costano meno, per esempio i cosiddetti "equivalenti" o, se vuole, può imporre un medicinale "di marca" più caro?

Le regole in proposito sono variamente interpretabili. In generale, il medico deve prescrivere la molecola efficace disponibile al costo minore, a meno che non ci siano specifiche ragioni (ad esempio, intolleranza del paziente agli eccipienti). Se vuole, aggiunge il nome commerciale del farmaco: in questo caso il paziente, in base all'informazione del farmacista, può sostituirlo con un medicinale equivalente.

Al medico, però, è consentito scrivere sulla ricetta solo il nome commerciale di un farmaco nel caso di continuità della terapia per un paziente e quando ritenga non applicabile la regola della sostituibilità. In pratica, a una persona che presenti per la prima volta una certa patologia (per cui il medico non ha dati per verificare una differenza di risposta tra un farmaco e un altro) si dovrebbe prescrivere un generico oppure un farmaco "di marca" di pari prezzo.

Quando, invece, il paziente sta già usando un determinato medicinale, il dottore dovrebbe, a mio parere, informarlo di una eventuale differenza di costo a suo carico rispetto ad altri prodotti, ma consigliargli di optare per la continuità della terapia.

IL MEDICO FUORI ORARIO: UN LIBERO PROFESSIONISTA

Posso chiedere al mio medico (al di fuori dei suoi compiti nel Servizio sanitario) una visita a pagamento?

Il medico di famiglia, al di fuori dei suoi obblighi orari, diventa un libero professionista: se un assistito chiede una visita privata, può farla.

Sarebbe opportuno (ma non è stabilito) adottare le tariffe delle "visite occasionali" (a pazienti non suoi): 30 euro in ambulatorio, 50 euro per la domiciliare.

E un elettrocardiogramma o un' ecografia?

Distinguerei tre casi. Il medico di famiglia che ha una specializzazione può fare attività libero professionale (anche verso i suoi assistiti) nel limite di 5 ore settimanali. Se vuole farlo per più tempo, deve comunicarlo alla Asl e ridurre il massimale di 48 assistiti per ogni ora in più settimanale. Diverso il caso del medico dotato di un apparecchio diagnostico, da usare gratuitamente in ambulatorio solo per una prima valutazione. Da escludere, infine, prestazioni private durante l'attività convenzionale (salvo, forse, per il certificato sportivo).

IL MEDICO E LE VACCINAZIONI

Il medico di famiglia è tenuto ad aderire alle campagne vaccinali regionali e di Asl.

A volte deve fornire l'elenco dei pazienti candidati, altre volte pratica le vaccinazioni ed è retribuito dalla Asl. L'antitetanica può essere chiesta dal paziente: il medico la esegue, la certifica ed è pagato dall'azienda sanitaria. Infine, può somministrare altre vaccinazioni a spese del paziente ma a costo calmierato.

A titolo gratuito, invece, rilascia i certificati di malattia, e per attività sportiva scolastica.

Ogni altra richiesta di certificazione in linea di massima va soddisfatta, come attività libero professionale.

GUARDIA MEDICA

La **Guardia Medica** o meglio il **Servizio di Continuità Assistenziale** notturna e festiva garantisce, in situazioni urgenti, l'assistenza medica di base a domicilio gratuita a tutte le persone, anche in età pediatrica, residenti nella regione a cui fa riferimento il servizio o ai domiciliati sanitari.

COSA

E' il servizio, detto anche di continuità assistenziale, che garantisce l'assistenza medica di base a domicilio per situazioni ritenute d'urgenza e che si verificano durante le ore notturne (dalle ore 20,00 alle ore 08,00) nei giorni festivi e nei giorni prefestivi (dalle ore 10,00), quando cioè non è attiva l'assistenza del Medico di Medicina Generale.

DOVE

Può avere sedi diverse nella propria A.S.L. cui vanno richiesti i riferimenti telefonici (non è il 118!)

COME

L'assistito richiede in via telefonica l'intervento della Guardia Medica presso il domicilio.

Il Medico di Guardia Medica può prescrivere farmaci per terapia d'urgenza, può anche rilasciare certificati di malattia non superiori a tre giorni.

Se ritiene necessario, propone il ricovero ospedaliero. Svolge altresì interventi di polizia mortuaria.

19 – COME LEGGERE L'IMPEGNATIVA MEDICA

Conoscere la forma di una ricetta medica è importante al fine di non comprometterne la validità.

La ricetta medica è un **documento ufficiale** che permette ad un **medico** di comunicare, in modo formale, la necessità, per un proprio **paziente**, di una **cura** o di un **esame specialistico**.

TIPI DI RICETTA MEDICA

Si possono distinguere per la forma utilizzata oppure per il tipo di prescrizione contenuta.

Secondo il **modello** utilizzato, si trovano:

LA RICETTA ROSSA

Compilata su appositi moduli, forniti di codici a barre, è un documento che può essere redatto esclusivamente dal proprio medico curante e offre la possibilità, a chi la presenti in farmacia, o presso un centro diagnostico o ospedaliero, di vedersi finanziata parte della spesa **dal Servizio Sanitario Nazionale.**

LA RICETTA BIANCA

Che può essere compilata su carta intestata da qualsiasi medico, invece, presuppone una **spesa** per medicinali o visite completamente a carico del paziente.

Secondo il **tipo di prescrizione** contenuta, le ricette mediche si distinguono in:

- Prescrizione di **medicinali**
- Prescrizioni di **esami o visite specialistiche**

CAMPI CONTENUTI NELLA RICETTA MEDICA E VALIDITA'

Per essere valida, una prescrizione medica deve contenere le seguenti voci:

- Nome del prescrivente, ovvero del medico
- Cognome, nome e numero di tessera sanitaria dell'assistito
- Data di prescrizione
- La prescrizione stessa, ovvero la descrizione del tipo di esame o visita consigliati oppure il nome del medicinale da assumere
- Timbro e firma del medico
- Sigla della provincia dell'**ASL** di competenza

Se uno dei suddetti campi è assente o artefatto, la ricetta perde la propria validità. Inoltre, per essere valida, la ricetta medica deve essere presentata entro 30 giorni dalla data di prescrizione. 1 anno per gli esami.

L'impegnativa medica del Servizio Sanitario Nazionale Italiano, la classica ricetta medica rosa, è un documento che un medico del SSN o convenzionato con il SSN rilascia ai pazienti per acquistare farmaci che sono mutuabili o per richiedere visite mediche specialistiche del Servizio Sanitario Nazionale. Può essere rilasciata dai medici di famiglia, ai pediatri, dalla Guardia Medica, dai medici che operano nelle aziende ospedaliere, da medici di strutture private convenzionate e accreditate, dai medici ambulatoriali.

Con **l'impegnativa rosa** si possono acquistare in farmacia i medicinali che sono a totale o parziale carico del Servizio Sanitario Nazionale, ma può essere usata anche per la richiesta di prestazioni specialistiche e diagnostiche: senza la ricetta medica rosa non possiamo prenotare visite o esami medici in strutture pubbliche o private accreditate.

COME SI LEGGE LA RICETTA MEDICA ROSSA

Dopo le ultime modifiche normative, bisogna tenere conto della nuova disciplina delle prestazioni sanitarie, in particolare per quel che concerne le visite specialistiche.

L'accesso alle prestazioni sanitarie è possibile in diversi modi, ma la base di partenza resta la presentazione della ricetta medica, con la quale basta contattare il Centro Unico Prenotazioni e fissare la data.

IL SIGNIFICATO DELLE "LETTERE" SULLA RICETTA MEDICA

Con i tempi che corrono, la modulistica ospedaliera che incombe e il **caos burocratico** che pervade, anche le ormai più semplici azioni possono sembrare difficili da eseguire, non essendoci nessuno che mai riesca a chiarire ai meno esperti cosa si debba fare, neanche per le più **infime procedure**. Questo problema pervade, purtroppo, anche la **sanità** e per questo in questa guida, vi spiegheremo nel modo più chiaro possibile, come prenotare una **visita sanitaria con impegnativa**.

COME PRENOTARE UNA VISITA CON IMPEGNATIVA

La prima cosa da fare è quella di richiedere la **cosiddetta impegnativa** al proprio **medico di famiglia** che può fornire tale servizio.

Per fare ciò, basta semplicemente contattare il proprio medico di fiducia chiedendogli di formulare una sorta di "ricetta" che descriva il tipo di **problema** per cui dovete essere visitati.

La **ricetta** è strutturata secondo degli elementi fondamentali sempre presenti, come

IL CODICE DELL'IMPEGNATIVA

Il codice d'impegnativa è fondamentale per richiedere la visita, essendo la prima cosa che chiederanno una volta che chiamerete il vostro **CUP regionale**, dato che esso rappresenta il numero della vostra visita a livello regionale.

IL CODICE UBDP

Il **codice UBDP** serve invece ad indicare la gravità dell'intervento e quindi conseguentemente anche il tipo di attesa che dovrete affrontare.

Normalmente la prenotazione tiene conto della disponibilità di laboratori, posti letto, medici eccetera, ma ci sono delle priorità temporali da rispettare per legge (anche se spesso disattese) e normate dal piano nazionale di governo delle liste di attesa.

Molto dipende però anche dalla priorità della prestazione stessa, indicata dal medico di base con una lettera nell'apposito campo e dipendente da una serie di fattori, fra cui la tipologia di prestazione, la diagnosi, eccetera.

LETTERA U

Corrisponde alle prestazioni "urgenti" cui **il cittadino ha diritto entro 72 ore**. In tali casi nella prescrizione sarà apposto il "bollino verde". In ogni caso, bisogna fare attenzione: le prestazioni urgenti, si legge nella guida, vanno prenotate entro 48 ore dalla data di prescrizione, altrimenti decade l'indicazione di urgenza;

LETTERA B

Corrisponde alle prestazioni da fornire **in tempo "breve" e in ogni caso non più tardi di 10 giorni;**

LETTERA D

Corrisponde, invece, alle prestazioni "differibili", le quali possono essere fornite in tempi meno celeri senza pregiudicare la salute del paziente. Si tratta, in genere, di **prestazioni di prima diagnosi che comunque vanno erogate entro 30 o 60 giorni**, a seconda che si tratti di esami diagnostici strumentali o visite;

LETTERA P

Infine corrisponde alle prestazioni "programmate". Si tratta, ad esempio, di esami diagnostici o visite di controllo, non urgenti, **per le quali c'è tempo massimo 180 giorni per l'erogazione**. Quando nella ricetta non sono indicate classi di priorità, automaticamente la richiesta è collocata in lettera P.

PER LE PRESTAZIONI EROGATE IN REGIME DI RICOVERO

Le classi di priorità sono diverse e si utilizzano le lettere con un significato diverso:

LETTERA A

Per il **ricovero entro 30 giorni**, relativamente ai casi che possono aggravarsi pregiudicando la salute del paziente;

LETTERA B

Per **il ricovero entro 60 giorni**, per i casi che presentano forti dolori, gravi disfunzioni o disabilità ma che non tendono ad aggravarsi rapidamente;

LETTERA C

Per **il ricovero entro 180 giorni** per i casi più lievi di dolore, disfunzione o disabilità;

LETTERA D

Per i **ricoveri entro 12 mesi**, destinati ai casi che non presentano dolori, disfunzioni o disabilità.

IL NOME DEL MEDICO PRESCRITTORE

Infine, il **nome del medico** e la data di richiesta saranno utili per conoscere la validità della ricetta e la sua scadenza.

Con la vostra ricetta tra le mani, potete entro un mese richiedere la vostra visita specialistica chiamando il numero verde regionale del CUP (**Centro Unico di Prenotazione**), ovvero l'agenzia che gestisce le prenotazioni in ambito sanitario. Ogni regione ha il proprio CUP, quindi **attenzione**: se dovrete fare una visita fuori dalla vostra regione in cui avete chiesto l'impegnativa, dovete informarvi adeguatamente sulle norme che regolano la **sanità** in quella regione.

A volte infatti può anche succedere che la vostra impegnativa non sia valida o che sia valida ma necessiti di specificazione al momento della chiamata, in cui dovete chiarire di essere fuori regione.

Durante la chiamata dovrete sempre fornire i vari codici prima descritti e l'addetto che si occuperà della vostra visita vi fornirà le date che saranno disponibili. Seguendo queste **procedure** e questi semplici consigli, sicuramente fare una prenotazione vi verrà leggermente meno complicato e più intuitivo.

CONSIGLI - Non dimenticare mai:

- Attenzione a non far scadere la ricetta del medico.
- Se si impossibilitati a presentarsi ad una visita medica od esame diagnostico prenotati **bisogna disdire**, sono previste sanzioni amministrative

IL DECRETO DIMENTICATO

Sanità, liste di attesa oltre 60 giorni? Vai dal privato e paghi solo il ticket!

Si può andare dal privato pagando il solo ticket: ecco quando.

Spesso_**le liste d'attesa** per una visita o un esame in ospedale o nei centri convenzionati col Servizio Sanitario Nazionale sono lunghissime, ma in alcuni casi è possibile **ricorrere al privato** in intramoenia **pagando solo il ticket.**

60 GIORNI – Non è una novità ma si tratta di un diritto a molti sconosciuto. In Italia esiste uno specifico **Piano nazionale di governo delle liste d'attesa** (PNGLA), emanato nel 2010 secondo cui ci sono dei **tempi massimi di attesa** per alcune prestazioni, ben 58 tra visite specialistiche, esami diagnostici e interventi chirurgici. In base a questo piano, **si può andare dal privato pagando il solo ticket** previsto nel pubblico **se entro 60 giorni** non è stato fissato un appuntamento nel sistema sanitario nazionale. Un diritto che può essere esercitato per tante tipologie di esami e visite specialistiche, perché nello stesso piano fissa priorità e tempi garantiti.

ALTERNATIVA ALLE LISTE D'ATTESA, IL MODULO – Chi chiede una prestazione medico-specialistica o un accertamento diagnostico e si vede rispondere che i tempi di attesa superano rispettivamente i 30 e 60 giorni, può chiedere che quella medesima prestazione gli venga fornita in **intramoenia**, ossia in **attività libero-professionale intramuraria**, senza dover pagare il medico come "privato", ma essendo tenuti a corrispondere solo il ticket.

Per far ciò è necessario **presentare un'istanza** al Direttore generale dell'Azienda sanitaria o dell'Azienda ospedaliera. La prima cosa da fare è scrivere è compilare l'istanza.

ISTANZA PER LA PRESTAZIONE IN REGIME DI ATTIVITÀ LIBERO-PROFESSIONALE

Egr. Dir. Gen. dell'Azienda Sanitaria

____

Oggetto: istanza per usufruire di prestazioni in regime di attività libero-professionale

Io sottoscritto ___________ nato a ___________ il ______________ e residente in ____________________ via __________________ n. __

(C.F.: ____)

Premesso che

- in data __________ il medico dott. __________ mi ha prescritto il seguente accertamento _______;
- in data ___________, dopo aver tentato di prenotare il predetto accertamento, mi è stata comunicata l'impossibilità di procedere alla prenotazione prima del __________;
- il predetto accertamento è tuttavia urgente e non può essere differito così a lungo;

- in forza del d.lgs. n. 124/1998 è mio diritto conoscere i tempi massimi intercorrenti tra la richiesta di prestazioni e la loro erogazione e usufruire, nel caso di impossibilità di rispettare i predetti tempi, di attività libero-professionali in regime intramoenia.

Tutto ciò premesso, **chiedo** che la prestazione da me richiesta sia resa in regime di attività libero-professionale intramuraria con onere a carico del servizio sanitario nazionale e che mi venga fornita tempestiva comunicazione in merito, avvisando che in difetto, la predetta prestazione verrà effettuata privatamente con successiva richiesta di rimborso a carico di codesta azienda.

Luogo, data   Firma

Allegati:

- Copia richiesta di prestazione
- Copia comunicazione CUP

20-IL WELFARE

Un lusso che non possiamo più permetterci, per alcuni. Un pilastro a tutela dei diritti e dell'accesso ai beni comuni per altri.

Negli ultimi anni si parla sempre più di **Welfare**, ma sappiamo realmente qual è il suo significato?

Si definisce Welfare Aziendale **l'insieme delle iniziative volte ad incrementare il benessere del lavoratore e della sua famiglia**.

WELFARE AZIENDALE E VITA LAVORATIVA

Il Welfare Aziendale: cos'è in sintesi.

Nuova frontiera dell'offerta di servizi a sostegno della qualità della vita dei dipendenti per:

• Conciliare maggiormente tempi di vita lavorativa e vita privata
• Mantenere ed aumentare indirettamente il potere d'acquisto dei Dipendenti con agevolazioni dedicate.
• Migliorare il clima di lavoro, relazioni interpersonali, motivazioni professionali.
• Azione applicativa di Responsabilità Sociale d'Impresa (RSI-CSR)

• Un dipendente non soddisfatto o che ha problematiche di vario tipo nella vita privata che prevalgono su quella lavorativa genera: - minor creatività e maggiore stress - minor iniziativa personale - peggior clima aziendale e conflittualità relazionale - minore produttività e minori risultati economici complessivi.

Vantaggi in comune tra l'impresa e il dipendente

Un punto che può risultare vantaggioso sia per le aziende che per i dipendenti è quello della **natura fiscale** differente dall'erogazione monetaria liquida: **uno dei vantaggi del Welfare privato è, infatti, proprio quello di offrire al dipendente, a parità di costo aziendale, un valore in beni e servizi superiore a quella che sarebbe stata l'erogazione diretta in busta paga.**

Il servizio di sanità nazionale costa poco meno di 113 miliardi di euro all'anno, con un tasso di crescita vicino all'1,5% annuo.

Dal momento che la popolazione italiana ha un tasso di vecchiaia precoce rispetto alle altre, le possibilità che tale sistema possa un giorno o l'altro collassare sono grandi.

Ecco perché si ritiene di anticipare i tempi puntando sulla sanità integrativa, ovvero su quelle forme di prevenzione sanitaria alternative alle prestazioni pubbliche.

È evidente che la sanità integrativa è ormai considerata uno dei benefit più apprezzati dai lavoratori.

Attraverso l'esperienza diretta dei Fondi Sanitari Integrativi e il know how accumulato grazie ad un osservatorio sulla Sanità Integrativa, sono state analizzate tre direttrici su cui andrebbe costruita una cultura della prevenzione sanitaria: gli stili di vita, l'alimentazione e l'invecchiamento attivo.

Le aziende dispongono di sistemi di sanità complementare in grado di migliorare la qualità della vita dei propri dipendenti, riducendone lo stress e aumentandone la produttività e dando una mano al servizio nazionale.

Secondo un recente studio sono aumentati i dipendenti italiani che richiedono forme di Sanità Integrativa, ad esempio il 78% dei lavoratori del settore manifatturiero predilige l'assistenza integrativa a quella pubblica. Ad oggi sono quasi 7 milioni i lavoratori che beneficiano di assistenza, ricorrendo il più delle volte ai Fondi Sanitari Integrativi.

Un trend che inizia a sollecitare l'interesse delle imprese del settore, sempre più disposte a considerare la prevenzione sanitaria una forma di welfare aziendale, hanno spiegato i curatori della ricerca. Ne è esempio Fincantieri, uno dei più grandi costruttori di navi al mondo con circa 20.000 dipendenti, che ha da poco potenziato il proprio sistema di sanità integrativa, estendendolo anche alle unioni civili.

La sanità dei propri dipendenti influisce nella buona resa dell'azienda: meno è lo stress, migliore sarà produttività.

Il cosiddetto secondo pilastro deve essere agevolato con politiche fiscali e normative che incentivino il più possibile imprese e lavoratori ad aderire ai Fondi Sanitari Integrativi perché questo produce esternalità positive. In particolare per la prevenzione: questo è l'ambito in cui il secondo pilastro può esprimere tutte le potenzialità, venendo incontro alle esigenze delle persone che, a causa delle difficoltà economiche, stanno rimandando le cure.

Il tuo primo aiuto puoi essere solo TU.

Potrai avere in **modo GRATUITO** una consulenza privata e mi potrai fare la domande che vorrai.

Perché Gratis?
Intendi perché gratis la mia consulenza?
Partiamo dal perché.
I motivi sono ufficialmente due (anche se poi svelerò il terzo).
Primo sarebbe ridicolo far pagare una consulenza a chi ha comprato un libro che insegna a curarsi gratis, non trovi?
Secondo, ogni tanto è bello restituire alla vita quello che la vita ti dà.
Benintesi non mi nascondo: vale anche per me la storia dell'autopromozione (svelato il terzo motivo!).

Questo **BONUS** è fantastico per accelerare il processo all'individuazione della Tua Sanitaria Integrativa ed i vantaggi ad essa collegati.
Questo **BONUS** non ha prezzo, il valore non è quantificabile in quanto l'esito di questo appuntamento dipende totalmente dalla qualità della tua domanda.

Scrivi a: vantaggiinsalute@gmail.com e fissa il tuo appuntamento.

Seguimi su Facebook alla Pagina Vantaggi in salute.

RINGRAZIAMENTI

*Il primo grazie dopo questo affascinante percorso voglio dedicarlo **a Te lettore**, che hai voluto leggere fino in fondo ciò che ho scritto.*

Mi auguro che ti possa aiutare e che Tu sia riuscito a scorgere quelle verità che, anche se evidenti, in balia della malattia non troviamo nè il tempo nè il coraggio di ascoltare.

Un grazie di cuore a Hilda Gerard, agli Oncologi Dr. Pavesi e Dr. Zambelli (Fondazione Maugeri Pavia) e tutta la loro equipe che, con il loro prodigarsi, mi hanno dato la possibilità di esistere ancora e di guardare alla vita con una prospettiva diversa.

Un grazie alla mia famiglia, agli amici di sempre e quelli di adesso, a chi mi è stato vicino quando credevo di non farcela.

Un grazie va alla mia fede, al mio credere e alla mia convinzione che nulla è impossibile.

Grazie a chi fa parte della mia vita, a chi mi stima e a chi mi ignora, a chi mi ama a chi mi odia, a chi mi fa sorridere e chi mi fa piangere.

Grazie anche alle storie finite.

Grazie alla paura, al dolore e alle sofferenze perchè anche queste mi hanno permesso di dire: viva la vita!

*Grazie ai Maestri **Roberto Cerè e Claudio Belotti**, ai Coach del percorso Bussinnes Intelligente Accademy laboratorio dove si realizzano I sogni – mi avete guidato – mi avete tenuto per mano e*
...IO CI SONO!!

BIBLIOGRAFIA E TESTI GUIDA

Mercati Assicurativi e istituzioni – Aldo Piperno – Edizione Il Mulino
Il risparmio tradito – Beppe Scienza - Edizioni Libera Cortina Torino
L'innovazione nell'assicurazione salute – M.Cavazza M.Del Vecchio C. De Pietro V.Rappini – Edizioni Egea
Il welfare. Chiara Saraceno – Edizioni Il Mulino
Oltre l'attuale welfare integrativo –RBM CENSIS
Geronimo Stilton – Edizioni Piemme
A.Di Renzo – La Sanitò Integrativa -Edesse
Assicurazioni sulla salute: caratteristiche, modelli attuariali e basi tecniche - P. De Angelis, L. Di Falco –Il Mulino
Il ruolo delle mutue sanitarie integrative. Le società di mutuo soccorso nella costruzione del nuovo welfare di comunità - Matteo Lippi Bruni e Sara Rago. Il Mulino
Le mutue di auto gestione del denaro. Una risposta alla crisi provocata dalla finanza speculativa

PER SAPERNE DI PIU'

www.altroconsumo.it
www.salute.gov.it
www.assicurazionisanitarie.it
www.business.laleggepertutti.it
www.carlogovoni.it
www.sialcobas.it
www.regione.lombardia.it
http://www.albanesi.it

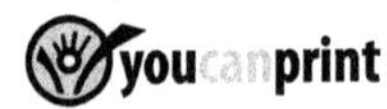

Finito di stampare nel mese di Agosto 2017
per conto di Youcanprint *Self-Publishing*